essentials

Essentials liefern aktuelles Wissen in konzentrierter Form. Die Essenz dessen, worauf es als „State-of-the-Art" in der gegenwärtigen Fachdiskussion oder in der Praxis ankommt. *Essentials* informieren schnell, unkompliziert und verständlich

- als Einführung in ein aktuelles Thema aus Ihrem Fachgebiet
- als Einstieg in ein für Sie noch unbekanntes Themenfeld
- als Einblick, um zum Thema mitreden zu können

Die Bücher in elektronischer und gedruckter Form bringen das Fachwissen von Springerautor*innen kompakt zur Darstellung. Sie sind besonders für die Nutzung als eBook auf Tablet-PCs, eBook-Readern und Smartphones geeignet. *Essentials* sind Wissensbausteine aus den Wirtschafts-, Sozial- und Geisteswissenschaften, aus Technik und Naturwissenschaften sowie aus Medizin, Psychologie und Gesundheitsberufen. Von renommierten Autor*innen aller Springer-Verlagsmarken.

Christian K. Spies · Frank Unglaub

Distorsionen und Luxationen der Daumen- und Fingergelenke

Therapie und Nachbehandlung

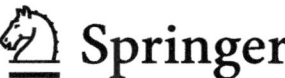

Christian K. Spies
Sektion Handchirurgie
Spital Langenthal, Spital Region
Oberaargau SRO AG
Langenthal, Schweiz

Frank Unglaub
Vulpius Klinik GmbH
Chefarzt der Handchirurgie
Bad Rappenau
Deutschland

ISSN 2197-6708 ISSN 2197-6716 (electronic)
essentials
ISBN 978-3-662-69621-7 ISBN 978-3-662-69622-4 (eBook)
https://doi.org/10.1007/978-3-662-69622-4

Die Deutsche Nationalbibliothek verzeichnet diese Publikation in der Deutschen Nationalbibliografie; detaillierte bibliografische Daten sind im Internet über https://portal.dnb.de abrufbar.

© Der/die Herausgeber bzw. der/die Autor(en), exklusiv lizenziert an Springer-Verlag GmbH, DE, ein Teil von Springer Nature 2024

Das Werk einschließlich aller seiner Teile ist urheberrechtlich geschützt. Jede Verwertung, die nicht ausdrücklich vom Urheberrechtsgesetz zugelassen ist, bedarf der vorherigen Zustimmung des Verlags. Das gilt insbesondere für Vervielfältigungen, Bearbeitungen, Übersetzungen, Mikroverfilmungen und die Einspeicherung und Verarbeitung in elektronischen Systemen.
Die Wiedergabe von allgemein beschreibenden Bezeichnungen, Marken, Unternehmensnamen etc. in diesem Werk bedeutet nicht, dass diese frei durch jedermann benutzt werden dürfen. Die Berechtigung zur Benutzung unterliegt, auch ohne gesonderten Hinweis hierzu, den Regeln des Markenrechts. Die Rechte des jeweiligen Zeicheninhabers sind zu beachten.
Der Verlag, die Autoren und die Herausgeber gehen davon aus, dass die Angaben und Informationen in diesem Werk zum Zeitpunkt der Veröffentlichung vollständig und korrekt sind. Weder der Verlag noch die Autoren oder die Herausgeber übernehmen, ausdrücklich oder implizit, Gewähr für den Inhalt des Werkes, etwaige Fehler oder Äußerungen. Der Verlag bleibt im Hinblick auf geografische Zuordnungen und Gebietsbezeichnungen in veröffentlichten Karten und Institutionsadressen neutral.

Planung/Lektorat: Antje Lenzen
Springer ist ein Imprint der eingetragenen Gesellschaft Springer-Verlag GmbH, DE und ist ein Teil von Springer Nature.
Die Anschrift der Gesellschaft ist: Heidelberger Platz 3, 14197 Berlin, Germany

Wenn Sie dieses Produkt entsorgen, geben Sie das Papier bitte zum Recycling.

Was Sie in diesem *essential* finden können

- die Anatomie und Biomechanik der Finger- und Daumengelenke
- die strukturierte Diagnostik der Finger- und Daumengelenke
- eine Übersicht über Indikationen und Möglichkeiten der konservativen Therapie
- einen Überblick über Indikationen und Möglichkeiten der operativen Verfahren

Einleitung

Distorsionen und Luxationen der Finger- und Daumengelenke sind häufige Verletzungen, die vor allem während sportlicher Aktivitäten erlitten werden. Diese Verletzungen können vornehmlich während der Ausübung von Kontakt-, Ball- oder Risikosportarten verursacht werden. Aber auch handwerkliche Berufe sind in diesem Zusammenhang mit einem erhöhten Risiko für Verletzungen assoziiert. Diese Faktoren in Verbindung mit einer zunehmend älteren und aktiven Gesellschaft untermauern die steigende Bedeutung dieser Verletzungen im medizinischen Alltag mit nicht unerheblichen sozio-ökonomischen Konsequenzen (Spies et al. 2014, 2018; Spies und Unglaub 2014).

Inhaltsverzeichnis

1	**Ätiologie**	1
2	**Anatomie**	3
	2.1 Daumengrundgelenk	3
	2.2 Daumenendgelenk	4
	2.3 Fingergrundgelenk	4
	2.4 Fingermittelgelenk	5
	2.5 Fingerendgelenk	6
3	**Symptomatik**	7
4	**Diagnostik**	9
5	**Therapie**	13
	5.1 Läsionen der Daumengelenke	13
	5.1.1 Läsionen des Daumengrundgelenks	13
	5.1.1.1 Akute Kapsulo-ligamentäre Läsionen	13
	5.1.1.2 Chronische Kapsulo-ligamentäre Läsionen	20
	5.1.2 Läsionen des Daumenendgelenks	24
	5.1.2.1 Akute Kapsulo-ligamentäre Läsionen	24
	5.1.2.2 Chronische Kapsulo-ligamentäre Läsionen	24
	5.2 Läsionen des Fingergrundgelenks	25
	5.2.1 Akute Kapsulo-ligamentäre Läsionen	25
	5.2.2 Chronische Kapsulo-ligamentäre Läsionen	28
	5.3 Läsionen des Fingermittelgelenks	30
	5.3.1 Akute Kapsulo-ligamentäre Läsionen	30

	5.3.2	Chronische Kapsulo-ligamentäre Läsionen	36
5.4		Läsionen des Fingerendgelenks	38
	5.4.1	Akute Kapsulo-ligamentäre Läsionen	38
	5.4.2	Chronische Kapsulo-ligamentäre Läsionen	38

6 Synopsis 41

Was Sie aus diesem *essential* mitnehmen können 43

Literatur 45

Über die Autoren

Priv.-Doz. Dr. med. Christian K. Spies (FEBHS)
Spital Langenthal, Spital Region Oberaargau SRO AG
St. Urbanstr. 67
4900 Langenthal
Schweiz

Prof. Dr. med. Frank Unglaub
Vulpius Klinik
Vulpiusstr. 29
74906 Bad Rappenau
Medizinische Fakultät Mannheim der Ruprecht-Karls Universität Heidelberg
Theodor-Kutzer-Ufer 1–3
68167 Mannheim

Ätiologie

Beispielsweise beim Fangen eines Balls oder durch einen Sturz mit axialem Anprall können kapsulo-ligamentäre Verletzungen der Finger- und Daumengelenke verursacht werden. Diese Krafteinwirkungen führen zu Überstreckungen bzw. zu forcierten lateralen Auslenkungen mit Stauchungen im Gelenk (Orthner et al. 1987). Die randständigen Strahlen sind häufiger betroffen als die Mittel- und Ringfinger (Das Gupta et al. 1996). Die radialen Kollateralbänder sind überwiegend betroffen. Diese Ligamente reißen oftmals im Ursprungsbereich ab (Kato et al. 2003; Miyake et al. 2012). Hyperextensionen führen fast immer zum Abriss der palmaren Platte am Ansatz oder zum Ausriss der palmaren, knöchernen Gelenkklippe an der Phalanxbasis (Kiefhaber und Stern 1998). Forcierte Beugungen dieser Gelenke können dagegen Ausrisse der dorsalen, knöchernen Gelenkklippe verursachen (Kleinert und Verdan 1983).

Anatomie 2

2.1 Daumengrundgelenk

Das Daumengrundgelenk kann als Eigelenk bezeichnet werden. Die Krümmungsradien des Mittelhandknochenkopfs sind in dorso-palmarer Richtung wesentlich größer als in radio-ulnarer Richtung ausgelegt. Allerdings variieren diese Ausprägungen individuell deutlich, weshalb das Gelenkspiel sich interindividuell unterscheiden kann. Die korrespondierende Grundgliedbasisgelenkfläche ist wesentlich kleiner ausgestaltet. Neben der Extension und Flexion sind auch Adduktionsbewegungen und auch geringe Rotationsbewegungen im Gelenk möglich. Die Ligamenta phalangoglenoidale verlaufen oberflächlich von der Grundgliedbasis zum radialen bzw. ulnaren Sesambein. Diese Sesambeine sind sowohl in die Kapsel als auch in die palmare Platte integriert und über longitudinale Zügelbänder verzurrt. Weitere Zügelungen der Sesambeine werden sowohl durch das A1 Ringband als auch durch die Sehnen des M. flexor pollicis brevis radial und des M. adductor pollicis ulnar gewährleistet. Die Seitenbänder liegen tiefer eingebettet und entspringen am Mittelhandknochenkopf. Diese verlaufen dorso-palmar zur Grundgliedbasis, wo sie knöchern inserieren. Palmar von diesen Bändern verlaufen nahtlos die akzessorischen Bänder, die fächerförmig in die Sesambeine einstrahlen. Zwischen den Sesambeinen breitet sich die palmare Platte rechteckförmig aus und ist somit wesentlich kürzer als die korrespondierenden Strukturen an den Fingern. Die Kapsel stülpt sich radial und ulnar als keilförmige Verstärkungen in das Gelenk vor. Palmar und dorsal bestehen lockere Synovialfalten mit einem dorsalen Gelenkrezessus (Schmidt und Lanz 2003). Diese Strukturen bilden die statischen Stabilisatoren. Die M. extensor pollicis brevis und longus, die M. flexor pollicis brevis und longus sowie die M. adductor pollicis und die M. abductor pollicis brevis Sehnen stabilisieren dynamisch das Gelenk (Lee und

Carlson 2012). Der ulnare Kapsel-Band-Apparat ist kräftiger ausgebildet. Der M. abductor pollicis brevis setzt oberflächlich an der Grundphalanx und am radialen Sesambein an. Diese Aponeurose ist breiter als die Aponeurose des M. adductor pollicis (Lee und Carlson 2012). Der M. flexor pollicis brevis inseriert am radialen Sesambein sowie an der palmaren Platte und zusätzlich am Grundglied (Lee und Carlson 2012). Das radiale Kollateralligament ist einerseits der Hauptstabilisator gegen Varusstress und andererseits gegen eine nach palmar gerichtete Translation im Grundgelenk (Coyle 2003; Spies und Unglaub 2014).

2.2 Daumenendgelenk

Das Daumenendgelenk entspricht einem Scharniergelenk analog zu den Fingerendgelenken. Die palmare Platte ist allerdings massiver ausgeprägt und bei Beugung erfolgt zusätzlich eine Pronation von 5–10°, welches durch die spezifische Ausbildung der Gelenkpartner bedingt ist (Schmidt und Lanz 2003).

2.3 Fingergrundgelenk

Analog zum Daumengrundgelenk ist die Gelenkfläche des Mittelhandknochenkopfs in dorso-palmarer Ausrichtung wesentlich größer als in radio-ulnarer. Es besteht kein definierter Krümmungsmittelpunkt, da die palmare Gelenkfläche sich abflacht und zudem breiter ist als dorsal. Das Grundgelenk wird als Ellipsengelenk definiert (Tamai et al. 1988). Die Gelenkpfannen der Grundglieder sind wesentlich kleiner dimensioniert als die korrespondierenden Mittelhandknochenköpfe. In radio-ulnarer Ausdehnung entsprechen die Gelenkpartner einander, wogegen dies nicht in dorso-palmarer Ausrichtung zutrifft. Die Kontaktflächen zwischen beiden Gelenkpartnern variieren in Abhängigkeit der Gelenkstellung. Die palmaren, proximalen Gelenktaschen sind in der Regel größer als die dorsalen, proximalen. Die Ligamenta phalangoglenoidale sind regelhaft am Grundgelenk vorhanden. Die Ausrichtung der Kollateralbänder ist mit denen am Daumengrundgelenk vergleichbar, wobei die radialen schräger als die ulnaren verlaufen und sich nach distal fächerförmig entwickeln. Die phalangoglenoidalen Bänder sind oberflächlich gelegen, entspringen an der Grundgliedbasis und inserieren sowohl an der palmaren Platte als auch am A1 Ringband. Im Beugevorgang verlagert sich die Spannung innerhalb der Seitenbänder zunehmend nach dorsal. Auch die akzessorischen Ligamente sind sowohl in Streck- als auch in Beugestellung gespannt. Dennoch besteht eine gewisse Mobilität der palmaren Platte, die dem Finger in Streckstellung (Neutralstellung bzw. 0°Stellung) Abduktionen ermöglicht ohne dass die Beugesehnen ihre Zügelung verlieren. Sowohl die akzessorischen Ligamente als auch die phalangoglenoidalen Bänder neutralisieren am A1 Ringband in Beugung die nach palmar gerichteten Zugkräfte der Beugesehnen. Weiterhin wird durch die phalangoglenoidalen Bänder die Umlenkung der Beugesehnen auf Höhe des Grundgelenks gewährleistet. Dies ermöglicht die reibungslose Artikulation der Gelenkpartner. Die palmare Platte verjüngt sich nach proximal und bildet zudem eine Kapsellippe ansatznah an der Grundphalanx. Die elementare Struktur zur Stabilisierung des Grundgelenks und der reibungslosen Gelenkbeweglichkeit ist der zirkuläre metakarpophalangeale Halteapparat, der aus dem A1 Ringband, der palmaren Platte, dem Ligamentum metacarpale transversum profundum, den Seitenbändern, den Ligamenta sagittale und aus den Sehnenfasern des M. interosseus gebildet wird (Zancolli 1979).

2.4 Fingermittelgelenk

Dieses modifizierte Scharniergelenk ermöglicht Roll-Gleit-Bewegungen mit adaptierter Drehachse (Schmidt und Lanz 2003). Die Gelenkfläche zwischen Grundgliedkopf und Mittelphalanxbasis unterscheiden sich, wobei die Gelenkfläche des Grundgliedkopfs doppelt so groß dimensioniert ist. Die Gelenkkapsel ist dorsal durch einen proximalen und distalen Rezessus charakterisiert. Dagegen lässt sich palmar nur proximal eine Kapseltasche detektieren (Schmidt und Lanz 2003). Die palmare Platte gleicht die Gelenkflächendifferenz aus (Gad 1967). Die palmare Platte ist somit Bestandteil der Gelenkkapsel. Diese wird durch die Zügelbänder proximal verzurrt, wobei die Zügelbänder an den Knochenleisten des Grundglieds und am A2-Ringband entspringen. Die palmare Platte wiederum ist an den Rändern der Mittelphalanxbasis fixiert, wobei ein dünner Biegekeil sich dazwischen aufspannt (Schmidt und Lanz 2003). Die palmare Platte steht mit dem Synovialschlauch der Beugesehnen in Verbindung (Gad 1967). Diese Struktur hemmt mit den Zügelbändern und den akzessorischen Seitenbändern die Gelenküberstreckung (Hintringer und Leixnering 1991). Die akzessorischen Seitenbänder entspringen palmar der Seitenbänder analog zum Fingergrundgelenk. Diese Ligamente verlaufen fächerförmig nach palmar-distal, um an der palmaren Platte zu inserieren. Die Stabilisierung gegen Valgus- und Varusstress übernimmt hauptsächlich die palmare Platte in Neutralstellung des Gelenks, wenn die Seitenbänder insuffizient sind (Kiefhaber et al. 1986). Die akzessorischen Ligamente schieben sich kulissenartig bei zunehmender Beugung unter die Kollateralbänder (Hintringer und Leixnering 1991). Die Kollateralbänder entspringen dorsal der akzessorischen Ligamente und verlaufen in gleicher Weise nach palmar-distal, um an der Mittelphalanxbasis zu inserieren (Schmidt und Lanz 2003). In Neutralstellung ist das dorsale, oberflächliche Bündel der Kollateralbänder entspannt, während das palmare, tiefe Bündel angespannt ist. Bei zunehmender Gelenkbeugung tritt eine komplementäre Spannungsverschiebung im Seitenband auf. Dies gewährleistet eine suffiziente Gelenksicherung in jeder Stellung. Die dorsale Gelenkkapsel ist mit der Streckaponeurose in der Regel verwachsen (Slattery 1990). Diese Kapselanteile stabilisieren zusätzlich das Gelenk und verzurren gleichzeitig die Streckaponeurose (Pillukat et al. 2014). Damit vergrößert sich die Anheftungsfläche des Mittelzügels mit optimierten Hebelverhältnissen des Mittelzügels (Schmidt und Lanz 2003; Spies et al. 2014).

2.5 Fingerendgelenk

Das Fingerendgelenk ist strukturell vergleichbar mit dem proximalen Interphalangealgelenk. Das radiale Gelenkkompartiment ist kleiner dimensioniert als das ulnare. Das Kollateralband verläuft flacher und das akzessorische Ligament steiler. Die Ligg. phalangoglenoidale sind nicht immer am Gelenk zu identifizieren. Die palmare Platte ist ebenfalls über Zügelungen proximal verankert, die ihrerseits an den A4-Ringbändern und an den Insertionen der Flexor digitorum superficialis (FDS)-Sehne verankert sind. Somit ist eine Hyperextension über die $0°$-Stellung möglich (Schmidt und Lanz 2003; Spies et al. 2018).

Symptomatik 3

Die Symptomvielfalt reicht von einfachen Distorsionen mit geringer Schmerzhaftigkeit bis zur offenen Luxationsfraktur. Umschriebene Schmerzen werden häufig beklagt. Spindelförmige Schwellungen treten bei Kapsel-Band-Verletzungen vornehmlich auf (Orthner et al. 1987). Fehlstellungen deuten auf schwerwiegende Verletzungen hin. Weitreichende Bandverletzungen verursachen einen Gelenkerguss mit Schwellungen, die oftmals dorsal zu detektieren sind (Hintringer und Leixnering 1991). Ein Hämatom im Gelenk bildet sich aus, und ist dann im Verlauf im Hautbereich sichtbar. Ein Fibringerinnsel formiert sich innerhalb weniger Tage. Dadurch entstehen Verklebungen des Kapsel-Band-Apparats und Kontrakturen werden verursacht. Ein Gelenkerguss kann allerdings bei vollständigen Bandzerreissungen auch fehlen und sich ein flächiges Hämatom ausbilden (Hintringer und Leixnering 1991; Spies und Unglaub 2014).

Diagnostik 4

Eine zielgerichtete Anamnese sollte vor jeder Untersuchung erfolgen. Insbesondere der Unfallmechanismus mit Gelenkstellung zum Zeitpunkt des Traumas, die Dynamik der Bewegungseinschränkung, die Schmerzlokalisation und Schmerzdynamik, der zeitliche Verlauf der Bewegungseinschränkung, Vorschädigungen, Einschränkungen im beruflichen und persönlichen Bereich, Voroperationen, erfolgte Therapien, Händigkeit, sekundärer Krankheitsgewinn (Rentenbegehren), Patientenerwartung und bei Sportlern Wettkampfniveau, Sportdisziplin, spezifische Aktivität und Phase des Saisonverlaufs sollten eruiert werden (Spies und Unglaub 2014). Schwellungen, Hämatome und Fehlstellungen sowie Durchblutungsstörungen sind aufgrund des dünnen Weichteilmantels an den Akren evident. Nach der Inspektion legt die sorgfältige Palpation einschließlich der angrenzenden Gelenke den Umfang der bildgebenden Diagnostik fest. Die Durchblutungskontrolle und die Beurteilung der 2-Punkte-Diskriminierung schließen zunächst die klinische Untersuchung ab. Bevor eine weiterführende klinische Untersuchung mit Stabilitätstestung der Gelenke erfolgt, sollte eine röntgenologische Bildgebung durchgeführt werden. Die nativ-radiologische Bildgebung der Zielregion sollte in mindestens zwei zueinander streng orthograden Ebenen erfolgen. Schräge Darstellungen können oftmals weitere Aspekte offenlegen (Bindra und Foster 2009, Blazar und Steinberg 2000). Angrenzende Gelenke sind diesbezüglich einzuschließen, um weiterführende Verletzungen zu identifizieren. Gelenkspaltinkongruenzen müssen erkannt werden. Das V-Zeichen im Gelenkspalt weist in der seitlichen Aufnahme darauf hin. Dieses Zeichen wird durch die sich überkreuzenden Gelenkflächentangenten gebildet (Merrel und Slade 2011). Diese Hinweise können manchmal bei Kindern mit nur partiell verknöchertem Skelett die einzigen Auffälligkeiten bei Dislokationen sein (Cornwall 2006).

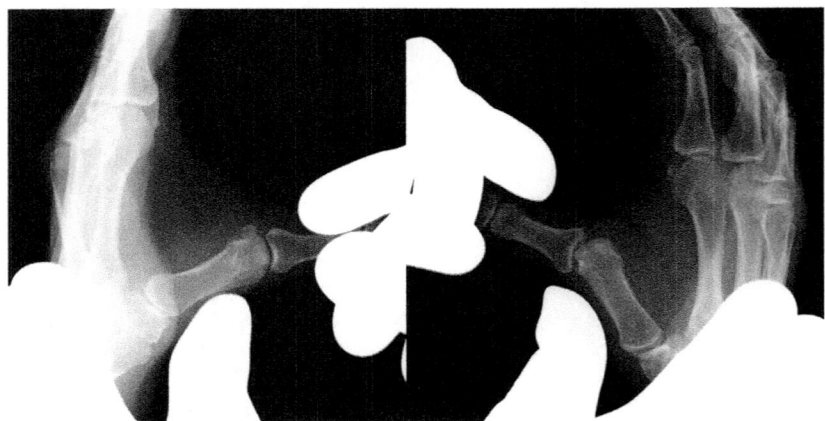

Abb. 4.1 Durchleuchtung im Seitenvergleich zur Beurteilung der Integrität des ulnaren Seitenbands am Daumengrundgelenk. (Mit freundlicher Genehmigung von PD Dr. C. K. Spies)

Abb. 4.2 Klinische Prüfung des ulnaren Seitenbands am Daumengrundgelenk in 30° Beugung. (Mit freundlicher Genehmigung von PD Dr. C. K. Spies)

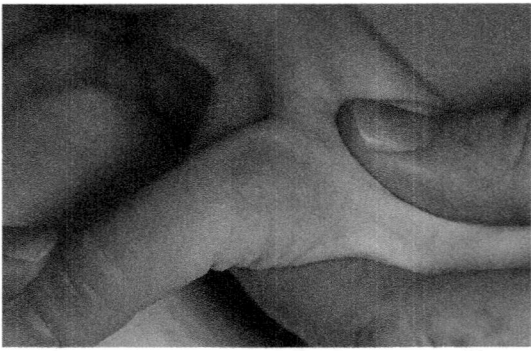

Auch eine Stressaufnahme kann für spezifische Fragestellungen sinnvoll sein (Abb. 4.1).

Nach der Bildgebung wird die klinische Untersuchung fortgesetzt. Diese sollte immer im Seitenvergleich erfolgen (Rudolf 2008). Schmerzprovokation in Extension sind charakteristisch für Verletzungen der palmaren Platte. Die Stabilität in der Koronarebene überprüft die Integrität der Seitenbänder (Abb. 4.2).

Die Demonstration der aktiven Bewegung beinhaltet auch die motorisch-neurologischen Aspekte. Diesbezüglich erfolgt die Überprüfung des Streck- und

4 Diagnostik

Beugesehnenapparats. Es folgt die passive Bewegungsprüfung mit Erfassung des Bewegungsausmaß und der Kollateralband- bzw. Rotationsstabilität. Die Differenzierung zwischen passiver und aktiver Stabilität ist wichtig. In Neutralstellung des Gelenks ist die palmare Platte gespannt und sorgt für Stabilität, somit sollte die Untersuchung in Varus- und Valgusstress sowohl in Streckstellung als auch in 30° Gelenkbeugung erfolgen (Merrel und Slade 2011). Durch die Gelenkbeugung wird die palmare Platte entspannt. Dies ermöglicht die isolierte Überprüfung der Kollateralbänder.

Eingeteilt werden die Ligamentverletzungen in drei Grade (Johnson und Culp 2009, Kato et al. 2003):

Grad 1: Schmerzen, keine Instabilität,
Grad 2: Aufklappbarkeit mit festem Bandanschlag und stabilem Bewegungsausmaß,
Grad 3: instabil, kein fester Bandanschlag.

Die computertomografische Dünnschicht-Schnittbildgebung kann die knöchernen Läsionen eindeutig quantifizieren und ist bei röntgenologischer Gelenkbeteiligung dringend zu empfehlen. Die Ultraschall Diagnostik kann in Abhängigkeit der technischen Voraussetzungen und der Untersucher Expertise wegweisende Aspekte vor allem über den Weichteilmantel liefern (Johnson und Culp 2009).

Lediglich als Ergänzung wird die kernspintomografische Bildgebung im Hinblick auf kapsulo-ligamtentäre Läsionen benötigt (Kang et al. 2007).

Therapie 5

Die frühzeitige Beübung eines stabilen und kongruenten Gelenks sollte als Therapieziel definiert werden (Freiberg et al. 2006). In der Regel werden Verletzungen des Kapsel-Band-Apparats nach sechs Wochen als chronische Läsionen definiert (Merrell und Slade 2011; Kang et al. 2007).

5.1 Läsionen der Daumengelenke

5.1.1 Läsionen des Daumengrundgelenks

5.1.1.1 Akute Kapsulo-ligamentäre Läsionen

Überwiegend ist der ulnare Kapsel-Band-Apparat betroffen (Lee und Carlson 2012). Diese Verletzungen treten zehnmal so häufig auf wie Läsionen am radialen Bandapparat (Coyle 2003). In diesem Zusammenhang können auch Rupturen an der dorsalen Gelenkkapsel, der palmaren Platte und Verletzungen der M. adductor pollicis Aponeurose auftreten (Merrell und Slade 2011; Johnson und Culp 2009). Ausgeprägte Verletzungen des Kapsel-Band-Apparats können eine palmare Subluxation der Grundphalanx mit Supination um das intakte radiale Kollateralband verursachen. Auch die Interposition der M. adductor pollicis Aponeurose kann dies bewirken (Stener 1962). Das ulnare Seitenband reisst in der überwiegenden Mehrzahl der Fälle ansatznah, distal ab (Coyle 2003; Johnson und Culp 2009; Stener 1962). Auch knöcherne Ausrisse oder intramurale Risse werden regelmäßig beobachtet, wobei die Knochenfragmente aus der Grundgliedbasis ausreissen (Abb. 5.1) (Merrell und Slade 2011).

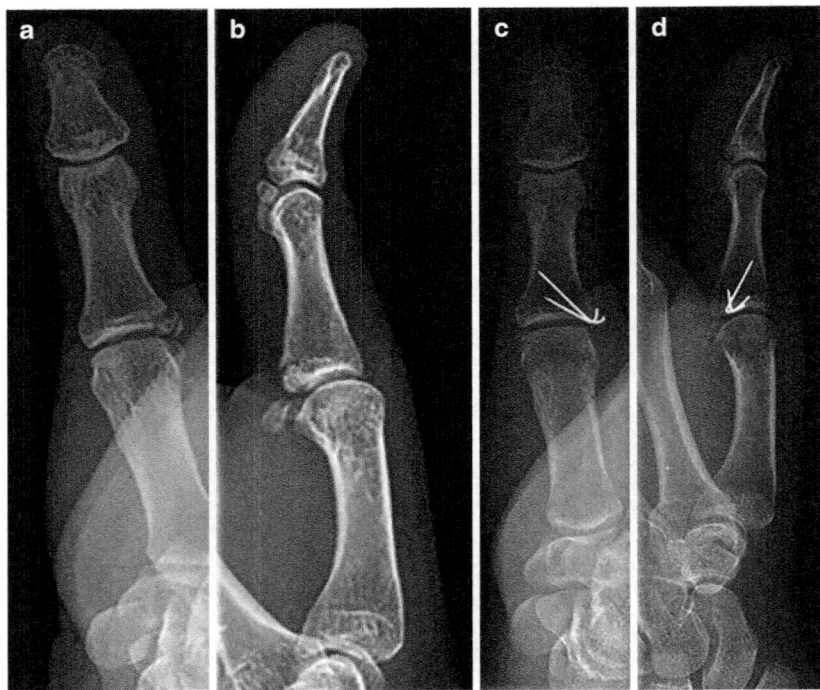

Abb. 5.1 Nativ-radiologische Bildgebung im dorsal-palmaren (a, c) und seitlichem Strahlengang (b, d); knöcherner Ausriss des ulnaren Seitenbands am Daumengrundgelenk (a, b), nach Refixation mit zwei 0,8 mm K-Drähten (c, d). (Mit freundlicher Genehmigung von PD Dr. C. K. Spies)

Ist das Knochenfragment einerseits nicht disloziert, andererseits nicht wesentlich an der Gelenkartikulation beteiligt und stabil, kann eine konservative Therapie mit Ruhigstellung initiiert werden (Merrell und Slade 2011). Die Ruhigstellung für vier Wochen kann für erst- und zweitgradige Verletzungen des Kollateralbands empfohlen werden (Abb. 5.7). Es sollte sich dann die Beübung aus der Schiene anschließen, während diese über einige Wochen weiter getragen wird. Der Belastungsaufbau erfolgt demzufolge nach dieser Phase (Lee und Carlson 2012; Smith 1977).

5.1 Läsionen der Daumengelenke

In manchen Fällen interponiert die Aponeurose des M. adductor pollicis zwischen die Bandstümpfe des ulnaren Kollateralbands (Stener-Läsion) und verhindert somit eine Adaptation der Stümpfe, welches die Voraussetzung für eine konservativen Therapie darstellt (Abb. 5.2) (Stener 1962).

Da die höchste Bandspannung des ulnaren Seitenbands in 30–50° Beugestellung erreicht wird, sollte die klinische Prüfung in diesem Bereich erfolgen (Harley et al. 2004). Besteht eine ulnare Aufklappbarkeit von über 35° im gestreckten Grundgelenk sowie eine Differenz von mehr als 15° zur gesunden Gegenseite mit palpabler Raumforderung am Ursprung des ulnaren Seitenbands liegt mit hoher Wahrscheinlichkeit eine Stener-Läsion vor. Auch der fehlende Bandanschlag und die palmare Translation des Grundglieds von mehr als drei Millimeter sind Hinweise für eine komplette Zerreissung des Ligaments (Johnson und Culp 2009; Smith 1977). Für vollständige Bandrupturen werden verschiedene Operationsverfahren beschrieben. Die Morphologie der Läsion ist wesentlich für die

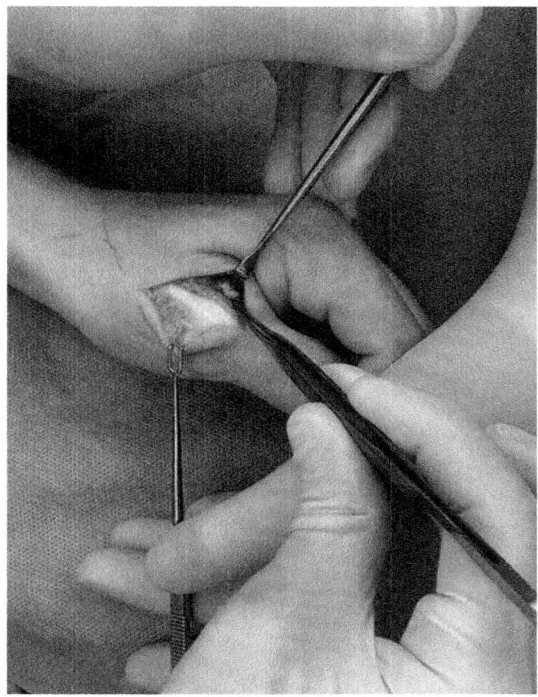

Abb. 5.2 Stener-Läsion mit Retraktion des ulnaren Seitenbandstumpfs nach proximal und Interposition der Aponeurose des M. adductor pollicis. (Mit freundlicher Genehmigung von PD Dr. C. K. Spies)

Wahl der Technik. Die intraligamentäre Ruptur kann mit einer Naht versorgt werden. Sollte ein Z-förmiger Riss allerdings nicht erkannt werden, kann dies zu einer Bandverlängerung mit konsekutiver Gelenkinstabilität führen. Insertionsnahe bzw. knöcherne Abrisse können durch eine Ankernaht fixiert werden. Nach der Hautinzision wird die Aponeurose des M. adductor pollicis unter Schonung der oberflächlichen Hautnervenäste dargestellt. Bereits zu diesem Zeitpunkt kann eine Stener-Läsion identifiziert werden, da der Bandstumpf auf dem proximalen Abschnitt der Aponeurose liegt (Abb. 5.2). Die flächige Aponeurose wird entlang der M. extensor pollicis longus Sehne mit einem ansatznahen Streifen zur Refixation abgelöst. Es erfolgt nun die Darstellung des Kapsel-Band-Apparats. Die Lokalisation der Ruptur sollte identifiziert werden. Für die intraartikuläre Inspektion erfolgt die dorsale Kapsulotomie (Lee und Carlson 2012). Somit können intraartikuläre Verletzungen quantifiziert werden. Zunächst erfolgt das Debridement der Rupturstelle. Knöcherne Ausrisse können bei entsprechender Morphologie mittels Draht oder Schraube fixiert werden (Abb. 5.1) (Merrell und Slade 2011). Sehr kleine Fragmente können allerdings in dieser Weise oftmals nicht versorgt werden, sodass diese entfernt werden müssen. Bedenkenlos können Knochenfragmente, die weniger als zehn Prozent der Gelenkfläche bilden, exzidiert werden (Merrell und Slade 2011). Für diese Läsionen und ansatznahe Bandrupturen eignen sich Ankernähte (Johnson und Culp 2009; Lee und Carlson 2012). Die Anker sollten palmar der Bewegungsachse eingesetzt werden (Johnson und Culp 2009). Der physiologische fächerförmige Bandverlauf sollte respektiert werden (Merrell und Slade 2011). Eine Doppelmatratzennaht ist zu bevorzugen, weil die Schnittstelle zwischen Naht und Bandstumpf fragil ist und ein Ausreißen des Ankers aus dem Knochenbett nur sehr selten zu beobachten ist (Lee und Carlson 2012). Die palmare Platte sollte zur Wiederherstellung der „Grundgelenk-Box" mit dem rekonstruierten Kollateralband vernäht werden (Johnson und Culp 2009). Zur Vermeidung einer zu straffen Naht sollte die Rekonstruktion in 45°-Beugung erfolgen (Merrell und Slade 2011). Aufgrund der viskoelastischen Eigenschaften unterliegt das Gewebe einer Adaptation, sodass eine Bandverkürzung in der Regel nicht auftritt. Danach erfolgt die sorgfältige Kapselnaht und die Refixation der M. adductor pollicis Aponeurose, die als wichtiger dynamischer Stabilisator fungiert (Kozin 2006). Ankernähte können sofort frühfunktionell nachbehandelt werden, weil die Festigkeit dreimal höher ist als die physiologischen Kräfte bei aktiver Bewegung ohne Belastung (Harley et al. 2004). Dies ist entscheidend für eine frühzeitige Wiederherstellung der physiologischen Funktion.

Läsionen des radialen Seitenbands am Daumengrundgelenk sind wesentlich seltener (Merrell und Slade 2011; Catalano et al. 2006; Lee und Carlson 2012).

Eine Interposition der M. abductor pollicis brevis Aponeurose zwischen die Bandstümpfe ist anatomisch bedingt sehr unwahrscheinlich aber dennoch möglich (Coyle 2003). Zerreißungen des radialen Seitenbands können durch axiale Kompression mit Überstreckung im Grundgelenk und gleichzeitiger Adduktion und Torsion bei Beugung verursacht werden (Catalano et al. 2006). Proximale und distale Bandrupturen werden etwa gleich häufig beobachtet. Elongationen des radialen Seitenbands treten im Vergleich zu Verletzungen am ulnaren Gelenkabschnitt häufiger auf (Durham et al. 1993). Typischerweise tritt die dorsal-radiale Facette des Mittelhandknochenkopfs durch die palmare Subluxation und Pronation des Grundglieds um das intakte ulnare Seitenband hervor (Merrell und Slade 2011; Lee und Carlson 2012; Smith 1977). Oftmals ist damit auch eine Läsion der dorsalen Kapsel vergesellschaftet (Smith 1977). Klinisch evidente Gelenkinstabilitäten imponieren allerdings seltener als bei Verletzungen des ulnaren Seitenbands (Lee und Carlson 2012). Für die klinische Diagnostik gelten die gleichen Parameter wie für das ulnare Kollateralband: radiale Aufklappbarkeiten über 35° im Grundgelenk in Streckstellung bzw. ab 15° Differenz im Seitenvergleich weisen auf eine komplette Ruptur hin. Auch der fehlende Bandanschlag in der dynamischen Prüfung und die palmare Translation der Grundphalanx von mehr als drei Millimeter sind diesbezüglich wegweisend (Merrell und Slade 2011; Lee und Carlson 2012). Vollständige Bandrupturen sollten einer operativen Therapie zugeführt werden, da durch die einwirkende Zugrichtung der M. extensor pollicis longus Sehne das radiale Seitenband elongiert heilen würde (Catalano et al. 2006). Folglich können erst- und zweitgradige Rupturen konservativ behandelt werden (Catalano et al. 2006; Merrell und Slade 2011; Lee und Carlson 2012). Dies impliziert eine Ruhigstellung für vier Wochen mit anschließender Beübung aus der Schiene heraus (Abb. 5.7). Der Belastungsaufbau kann erst danach empfohlen werden. Über eine geschwungene Hautinzision wird die Aponeurose des M. abductor pollicis brevis dargestellt. Diese wird dann analog zur M. adductor pollicis Aponeurose durchtrennt und der Kapsel-Band-Apparat identifiziert. Intraligamentäre Rupturen können genäht werden. Ansatz- bzw. ursprungsnahe Bandausrisse können durch Ankernähte fixiert werden (Abb. 5.3) (Lee und Carlson 2012).

Gelingt die Adaptation der Bandstümpfe, ist eine zweifache Matratzennaht ausreichend (Lee und Carlson 2012). Bei Vorliegen einer Subluxation des Grundglieds müssen zusätzliche Kapselverletzungen genäht werden. Danach erfolgt die Ruhigstellung für vier Wochen bevor eine Beübung beginnen sollte. Die Freigabe zur Belastung ist allerdings erst nach drei Monaten zu empfehlen (Catalano et al. 2006).

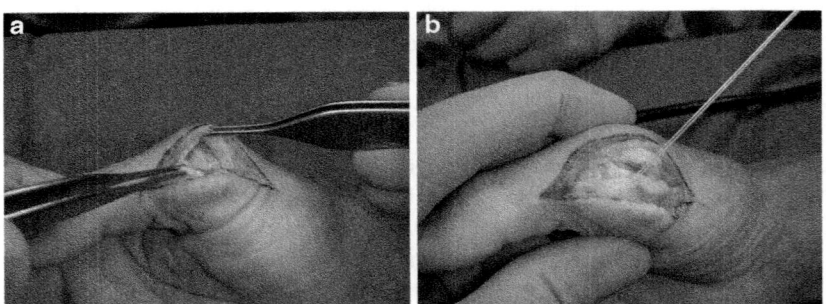

Abb. 5.3 Ursprungsnaher Ausriss des radialen Seitenbands am Daumengrundgelenk (a); Refixation mit einer Ankernaht (b). (Mit freundlicher Genehmigung von PD Dr. C. K. Spies)

Zu den Läsionen des Kapsel-Band-Apparats zählen auch Gelenkluxationen, wobei dorsale Luxationen wesentlich häufiger als palmare sind (Merrell und Slade 2011; Tajima et al. 2005; Hughes und Freiberg 1993; Moneim 1983). Die dorsale Luxation kann durch eine Überstreckung mit Abriß der palmaren Platte und zumeist Teile der Kollateralbänder verursacht werden (Abb. 5.4).

Eine geschlossene Reposition ist oftmals möglich (Merrell und Slade 2011). Fixierte Luxationen werden meistens durch eine eingeschlagene palmare Platte verursacht (Hughes und Freiberg 1993; Moneim 1983). Auch die M. flexor pollicis longus Sehne kann manchmal um den Hals des Mittelhandknochens schlagen und sich wie eine Schlinge festziehen, somit würde jeder Versuch der geschlossenen Reposition diese Schlinge weiter zuziehen (Merrell und Slade 2011; Hughes und Freiberg 1993).

Klinisch imponiert die Luxation als Bajonettstellung. Interponierte Sesambeine gelten als Hinweis für eine komplexe und fixierte Luxation (Merrell und Slade 2011; Moneim 1983). Die palmare Platte ist in diesem Zusammenhang oftmals proximal abgerissen. Beim Repositionsmanöver sollte nicht ausschließlich eine Traktion angewandt werden, da dies zu einer fixierten Fehlstellung führen kann. Empfehlenswert ist eine Überstreckung im Grundgelenk mit zeitgleichem manuellem, nach palmar gerichtetem Impuls, um die Basis der Grundphalanx über den Kopf des Mittelhandknochens zu schieben. Währenddessen wird der Mittelhandknochen in Beugung und Adduktion fixiert, um die Sehne des M. flexor pollicis longus zu entspannen. Zusätzlich sollten das Daumenendglied und das Handgelenk zur weiteren Entspannung gebeugt werden (Merrell und Slade 2011). Die Stabilität wird nach erfolgreicher Reposition geprüft und eine röntgenologische Bildgebung schließt eine Inkongruenz des Gelenkspalts aus.

5.1 Läsionen der Daumengelenke

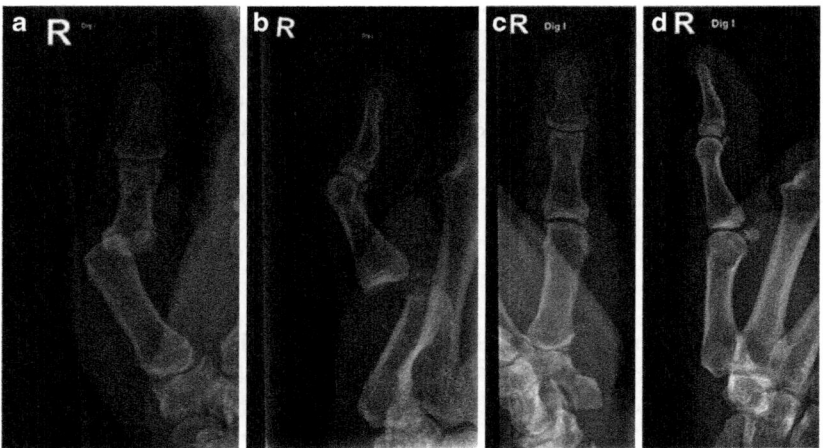

Abb. 5.4 Nativ-radiologische Bildgebung im dorsal-palmaren (a, c) und seitlichem Strahlengang (b, d): Luxation des Daumengrundgelenks (a, b); nach geschlossener Reposition (c, d). (Mit freundlicher Genehmigung von PD Dr. C. K. Spies)

Eine frühfunktionelle Therapie kann für stabile Repositionen dann sofort initiiert werden. Bei verbleibenden Instabilitäten mit festem Bandanschlag sollte eine Ruhigstellung für vier Wochen erfolgen (Merrell und Slade 2011). Auch Subluxationen können irreponibel bzw. fixiert sein. Ursächlich ist zumeist eine eingeklemmte radiale Kondyle des Mittelhandknochenkopfs in der eingerissenen palmaren Platte (Merrell und Slade 2011). Diese Luxationen werden offen über entweder palmare, dorsale oder seitliche Zugänge reponiert. Die interponierten Strukturen können über einen dorsalen Zugang nach palmar rückverlagert werden, um die Reposition der Gelenkpartner schonend zu bewerkstelligen (Bohart et al. 1982). Eine sehr gute Übersicht kann durch den palmaren Zugang mit Darstellung der relevanten Strukturen erreicht werden (Hughes und Freiberg 1993). Die Rekonstruktion des Kapsel-Band-Apparats sollte nach erfolgreicher Reposition für drittgradige Rupturen erfolgen. Es kann bei frischen Luxationen der dorsale Zugang genutzt werden. Bei länger bestehenden Fehlstellungen sollte wegen der besseren Übersicht der palmare Zugang gewählt werden (Merrell und Slade 2011). Ankernähte können bei ursprungsnahen Ausrissen der palmaren Platte genutzt werden (Merrell und Slade 2011). Die Ruhigstellung für vier Wochen mit anschließender zweiwöchiger Beübung mit 20° Strecklimitierung zur Neutralstellung wird empfohlen (Merrell und Slade 2011).

Palmare Luxationen des Grundglieds sind selten (Moneim 1983). In der Regel sind diese Luxationen fixiert und müssen offen reponiert werden (Moneim 1983). Nicht nur die palmare Platte, sondern auch die Sesambeine können im Gelenkspalt verhaken (Moneim 1983). Für die Reposition bietet sich der dorsale Zugang an. Können die kritischen Strukturen dadurch nicht identifiziert werden, sollte zusätzlich der palmare Zugang genutzt werden (Moneim 1983). Die verletzten Seitenbänder sollten genäht werden. Eine Ruhigstellung für vier Wochen sollte sich anschließen (Moneim 1983). Ist die Reposition stabil, kann eine frühfunktionelle Beübung begonnen werden (Spies und Unglaub 2014; Spies et al. 2018).

5.1.1.2 Chronische Kapsulo-ligamentäre Läsionen

Chronische Instabilitäten entwickeln sich oftmals in Folge von nicht bzw. insuffizient behandelten kompletten Rupturen der stabilitätsrelevanten Strukturen. Häufig werden Stener-Läsionen in diesem Zusammenhang detektiert. Elongationen des ulnaren Seitenbands können durch repetitive Belastungen verursacht werden, während partielle Rupturen in der Regel komplikationslos heilen (Merrell und Slade 2011). Schmerzen, Schwellungen und eine reduzierte Griffkraft imponieren zumeist. Die klinische Diagnostik folgt der gleichen Vorgehensweise wie bei akuten Verletzungen. Es müssen knöcherne Verletzungen bzw. in Fehlstellung verheilte knöcherne Bandausrisse oder arthrotische Veränderungen bezüglich der weiterführenden Therapie identifiziert werden. Eine beweglichkeitserhaltende Option ist die Knochen-Band-Plastik z. B. mit der M. extensor carpi radialis longus Sehne (Fusetti et al. 2001). Diese Technik kann bei chronischen, symptomatischen Instabilitäten, die durch ein insuffizientes ulnares Seitenband verursacht werden, angewandt werden (Spies und Unglaub 2014). Die Arthrose stellt allerdings eine Kontraindikation für eine Band-Plastik dar. Über eine geschwungene Hautinzision erfolgt die Darstellung des Kapsel-Band-Apparats nach Ablösung der M. adductor pollicis Aponeurose. Nach Resektion der Bandstümpfe erfolgt eine Inzision über dem Ansatz der M. extensor carpi radialis longus Sehne an der Basis des zweiten Mittelhandknochens. Dann wird ein fünf Millimeter durchmessender Knochenblock aus der zweiten Mittelhandknochenbasis mit anhängender partieller Sehne gehoben. Die Sehne wird nach proximal vier Zentimeter weiter gespalten und dann abgesetzt. Das Transplantat wird dann am ersten Mittelhandknochenkopf nach Präparation des Knochenbetts fixiert.

Das anhängende Sehnentransplantat wird in zwei Sehnenbündel geteilt und das dorsale Bündel durch eine Ankernaht an der Basis der Grundphalanx fixiert, wobei das palmare Bündel mit der palmaren Platte vernäht wird. Die Rekonstruktion erfolgt in 45° Beugung mit einer Ruhigstellung für sechs Wochen. Es folgt

5.1 Läsionen der Daumengelenke

dann die belastungsfreie Beübung. Der Belastungsaufbau sollte erst nach zwölf Wochen beginnen. Als Alternativen können die Sehnen des M. palmaris longus oder des M. flexor carpi radialis genutzt werden (Glickel 2002). Nach dem Debridement werden fünf Millimeter distal der Gelenkfläche Löcher in die Basis des Grundglieds bei 3.00 Uhr und 5.00 Uhr gebohrt. Am Ursprung des Kollateralbands im ersten Mittelhandknochenkopf wird ein Tunnel von ulnar nach radial gebohrt. Danach wird das freie Sehnentransplantat durch die angelegten Bohrkanäle durchgezogen. Entweder wird das Sehnentransplantat radial periostal vernäht oder über eine Ankernaht fixiert. Für sechs Wochen ist eine Ruhigstellung zu empfehlen. Danach erfolgt die freie und belastungsfreie Beübung. Der Belastungsaufbau schließt sich nach zwölf Wochen an und die Freigabe kann nach vier Monaten gestattet werden. Die Aponeurose des M. adductor pollicis kann zur dynamischen Stabilisierung genutzt werden. Die Aponeurose wird am Ansatz des Sesambeins und am Ansatz der palmaren Platte abgesetzt. Nach der Gelenkinspektion wird das ulnare Seitenband so weit wie möglich gerafft. Die Aponeurose kann dann zehn Millimeter distal des Gelenkspalts am Grundglied mit einer Ankernaht fixiert werden (Neviaser et al. 1971). Sind bereits arthrotische Veränderungen vorhanden, sind beweglichkeitserhaltende Optionen nicht mehr sinnvoll und eine Arthrodese wäre zu empfehlen (Abb. 5.5) (Glickel 2002; Neviaser et al. 1971). Da die Daumengrundgelenk Arthrodese bei intakten angrenzenden Gelenken keine relevanten Funktionsdefizite nach sich zieht, kann diese sogar in einigen Fällen manchmal als Alternative zur Rekonstruktion angesehen werden (Smith 1977). Kontraindikationen für gelenkerhaltende Verfahren sind zudem multi-direktionale Instabilitäten und eine fixierte Subluxation im Grundgelenk (Glickel 2002).

Auf der radialen Seite des Daumengrundgelenks kommen sogenannte „Steneräquivalente-Läsionen" in der Regel nicht vor. Somit sind oftmals auch Bandnähte noch nach zehn Wochen möglich (Merrell und Slade 2011; Catalano et al. 2006). Die Rekonstruktion ist auf jeden Fall notwendig, wenn die Bandstümpfe nicht mehr für eine Naht geeignet sind. In diesen Fällen kann die Sehne des M. palmaris longus oder alternativ des M. flexor carpi radialis genutzt werden (Catalano et al. 2006). Es wird die Aponeurose des M. abductor pollicis brevis dargestellt. Dann wird diese longitudinal inzidiert, um die Ligamentruptur darzustellen. Nach Resektion der Bandstümpfe erfolgen die Platzierungen der Bohrkanäle in die Basis des Grundglieds bei 7.00 Uhr und 10.00 Uhr schräg intramedullär. Die knöcherne Brücke zwischen diesen beiden Bohrungen muss stabil genug sein. Im Bereich des Ursprungs des radialen Seitenbands wird ein Knochentunnel gebohrt und nach Durchzug des Transplantats durch die Basis werden beide Enden der Sehnen im Knochentunnel versenkt und können ulnar entweder periostal vernäht

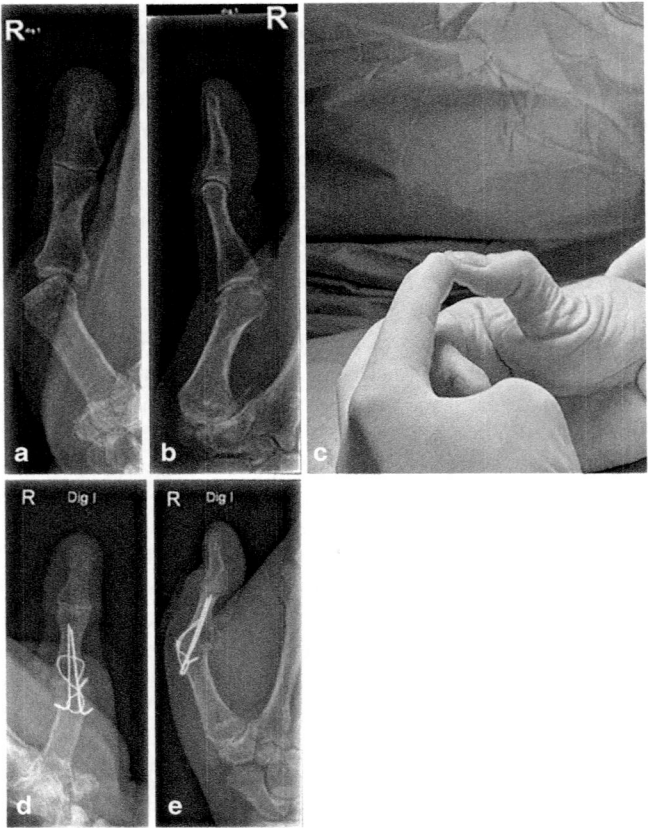

Abb. 5.5 Nativ-radiologische Bildgebung im dorsal-palmaren (a, d) und seitlichen (b, e) Strahlengang: chronische, multi-direktionale Instabilität des Daumengrundgelenks mit sekundärer Adduktionskontraktur (a, b); ausgeprägte Überstreckung im Daumengrundgelenk (c); Versteifung durch eine Zuggurtung (d, e). (Mit freundlicher Genehmigung von PD Dr. C. K. Spies)

bzw. durch eine Ankernaht gesichert werden. Die nachfolgende Ruhigstellung sollte für sechs Wochen erfolgen. Danach erfolgt die stetige Aufbelastung über die nächsten Wochen (Catalano et al. 2006). Sollte der Ligamentstumpf gut erhalten sein, dann kann auch in manchen Fällen eine intrinsische Verlängerung des Bands eine anatomische Refixation an der Basis ermöglichen (Coyle 2003).

5.1 Läsionen der Daumengelenke

In diesem Zusammenhang können auch dynamische Stabilisierungen für chronische, radiale Instabilitäten in Betracht gezogen werden (Horch et al. 2006). Zunächst wird die Aponeurose des M. abductor pollicis brevis dargestellt. Die Trennung vom Sehnenspiegel des M. flexor pollicis brevis sollte sorgfältig durchgeführt werden. Dann erfolgt die Mobilisation des M. abductor pollicis brevis, der dann nicht durchtrennt, sondern auf Höhe des Mittelhandknochenkopfs nach dorsal verlagert wird. Für die Fixation kann eine Ankernaht empfohlen werden. Der verlagerte Sehnenspiegel soll den Verlauf des radialen Kollateralbands imitieren. Eine Ruhigstellung über fünf Wochen sollte sich anschließen.

Chronische Luxationen sind ebenfalls in diesem Kontext relevant. Die habituelle Überstreckung aufgrund einer Bandlaxizität sollte von der symptomatischen differenziert werden. Im ersten Fall besteht in der Regel keine Behandlungsnotwendigkeit. Posttraumatische Instabilitäten sind allerdings symptomatisch. Überstreckungen ab 30° verursachen einen ausgeprägten Funktionsverlust, da der Mittelhandknochenkopf nach palmar abtaucht und adduziert (Abb. 5.5) (Eaton und Floyd 1988).

Der radiale Zugang ermöglicht die Inzision der M. abductor pollicis brevis Aponeurose. Dann wird der Kapsel-Band-Apparat freigelegt. Es erfolgt die Inzision zwischen palmarer Platte und akzessorischem Seitenband. Der Knochen wird fünf Millimeter proximal der Kondylen dekortiziert. Die palmare Platte wird mit einem Faden armiert und nach proximal in die dekortizierte Insertionsstelle fixiert. Eine temporäre Gelenktransfixation in 40° Beugestellung ist für vier Wochen zu empfehlen. Danach sollte noch für einige Wochen eine Orthese angepasst werden, bevor die Freigabe nach drei Monaten erfolgen kann (Abb. 5.7) (Eaton und Floyd 1988). Als Alternative kann auch die Sehne des M. extensor pollicis brevis als Fesselung genutzt werden (Kessler 1979). Die Sehne wird am muskulotendinösen Übergang abgesetzt und nach distal mobilisiert. Die Sehne verbleibt derweil an ihrem Ansatz am Grundglied. Sie wird dann nach radial-palmar umgeschlagen, über die M. flexor pollicis longus Sehne nach proximal geführt und durch einen Knochentunnel im Hals des ersten Mittelhandknochens von ulnar nach radial durchgezogen. Nach Stabilitätsprüfung in 20° Beugung im Grundgelenk wird die Fesselung an der ulnaren Basis der Grundphalanx in der Nähe des Ansatzes des M. adductor pollicis fixiert (Kessler 1979). Auch die Sesambeinarthrodese kann in diesem Zusammenhang eine alternative Option sein (Pechlaner und Sailer 1990). Es erfolgt der radial-palmare Zugang über dem radialen Sesambein. Die Kapsel wird von distal präpariert und das Sesambein dargestellt. Die M. flexor pollicis brevis Sehne wird nicht abgelöst. Die Gelenkfläche des Sesambeins wird dekortiziert und die Sehne des M. flexor pollicis longus wird mit der Sehnenscheide von der Basis der Grundphalanx gelöst und nach ulnar mobilisiert. Das Empfängerbett für das Sesambein wird an der Basis des Grundglieds distal der ursprünglichen Lokalisation vorbereitet. Nun kann das Sesambein mit anhängender M. flexor pollicis brevis Sehne durch eine Schraube am Grundglied fixiert werden. Die Sehne des M. flexor pollicis brevis wird dann sorgfältig mit dem palmaren Bandapparat und dem Ansatz des M. abductor pollicis brevis vernäht. Diese Distalisierung generiert eine Tenodese, die die Überstreckung verhindern soll. Eine sechswöchige Ruhigstellung sollte danach erfolgen.

5.1.2 Läsionen des Daumenendgelenks

5.1.2.1 Akute Kapsulo-ligamentäre Läsionen
Aufgrund des kurzen Hebelarms ist das Endgelenk wesentlich seltener von Verletzungen betroffen als das Daumengrundgelenk. Quetschverletzungen und Anpralltraumata mit schrägem Kraftvektor zur Längsachse des Daumens sind die häufigsten Verletzungsursachen. Drittgradige Ligamentverletzungen sind äußerst selten, sodass in der Regel eine konservative Therapie mit einer Thermoplasthülse, die das Endgelenk umschließt, für vier bis sechs Wochen ausreicht (Abb. 5.7). Häufiger jedoch treten Endgelenkluxationen auf (Abb. 5.6).

Analog zu den geschlossenen Repositionsmanöver am Grundgelenk erfolgt nicht nur eine axiale Traktion in Leitungsanästhesie, sondern auch gleichzeitig eine Beugung im Grund- und Endgelenk, um die M. flexor pollicis longus Sehne zu entspannen. Auf Abscherverletzungen von Knorpel-Knochen-Fragmenten sollte vor Reposition besonders geachtet werden. Dies würde ein offenes Vorgehen erfordern. Ansatznahe Abrisse der Beugesehne können damit vergesellschaftet sein. Auch die Interposition der palmaren Platte ist möglich und erfordert zwingend ein offenes Vorgehen. Der palmare Zugang zum Gelenk ist in diesem Fall zur Darstellung der relevanten neurovaskulären Strukturen und für die Mobilisation der palmaren Platte zu empfehlen. Eine Ruhigstellung in der Thermoplasthülse ist oftmals für vier Wochen ausreichend. Die Kombinationsverletzung mit einem Abriss der Beugesehne würde trotz dem Risiko einer Gelenksteife eine temporäre Transfixation des Endgelenks in der Regel erfordern, um die Zugspannung der Sehne zu neutralisieren.

5.1.2.2 Chronische Kapsulo-ligamentäre Läsionen
Chronische Verletzungen schränken die Gebrauchsfähigkeit des Daumens oftmals deutlich ein. Nicht nur bei degenerativen Veränderungen im Gelenk, sondern auch bei Instabilitäten bzw. Luxationen ist in der Regel die Arthrodese

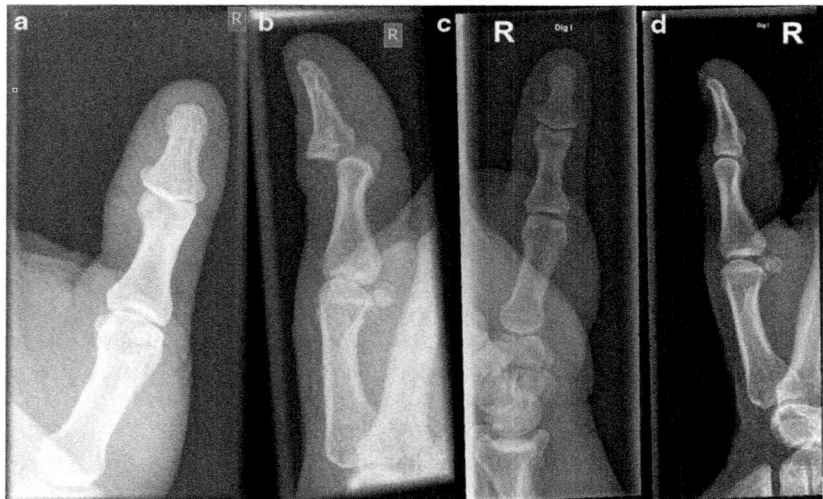

Abb. 5.6 Nativ-radiologische Bildgebung im dorsal-palmaren (a, c) und seitlichen Strahlengang (b, d): Luxation des Daumenendgelenks (a, b); nach geschlossener Reposition mit physiologischer Artikulation im Daumenendgelenk (c, d). (Mit freundlicher Genehmigung von PD Dr. C. K. Spies)

in Funktionsstellung von 20° Beugestellung zu empfehlen, um eine zuverlässige Wiederherstellung der Funktion zu erlangen. Die Versteifung mit der Doppelgewindeschraube ist eine sinnvolle Option (Abb. 5.13).

5.2 Läsionen des Fingergrundgelenks

5.2.1 Akute Kapsulo-ligamentäre Läsionen

Kollateralbandverletzungen dieser Gelenke sind selten (Lourie et al. 2006). Das Mittelfingergrundgelenk ist dabei allerdings am häufigsten betroffen, wobei es keine wesentlichen Unterschiede zwischen dem ulnaren und dem radialen Seitenband geben sollte. Im Gegensatz dazu sind die radialen Kollateralbänder am Ring- und Kleinfinger wesentlich häufiger verletzt (Lourie et al. 2006). Ansatznahe Rupturen werden oftmals beobachtet. Sie sind in der Regel mit Einrissen des sagittalen Bands der Streckaponeurose kombiniert (Lourie et al. 2006).

Isolierte Risse des radialen Kollateralbands werden vor allem bei Sportlern festgestellt. Zudem ist der Zeigefinger gefährdeter als der Mittel- und Ringfinger, da er als randständiger Finger keine bilaterale Stabilisierung durch das tiefe quere Mittelhandband erfährt (Kang et al. 2007). Das Fingergrundgelenk wird in Beugestellung und im Seitenvergleich untersucht. Erstgradige Läsionen verursachen Schmerzen, während das Gelenk stabil ist. Zweitgradige Läsionen sind durch vermehrte Aufklappbarkeit im Seitenvergleich in 60°-Beugung mit hartem Bandanschlag charakterisiert. Dieser Bandanschlag ist folglich bei drittgradigen Läsionen nicht vorhanden. Das radiale Kollateralband rupturiert in der Regel entweder ansatz- oder ursprungsnah (Kang et al. 2007). Die konservative Therapie ist für erst- und zweitgradige Verletzungen zu empfehlen (Gaston und Lourie 2006). Diesbezüglich ist die frühfunktionelle Therapie mit der Fingerflinte zur Schienung an den Nachbarfinger hervorragend für sechs bis acht Wochen geeignet (Abb. 5.7).

Bei persistierenden, unveränderten Schmerzen und Instabilität im Grundgelenk von über sechs Wochen sollte die operative Therapie in Betracht gezogen werden (Lourie et al. 2006; Merrell und Slade 2011). Drittgradige Läsionen können in ausgewählten Fällen bei sehr guter Patienten Compliance oder bei einschränkender Co-Morbidität konservativ behandelt werden. Dazu wird bei Rupturen des radialen Kollateralbands eine Ruhigstellung in Radialduktion für vier Wochen empfohlen. Für Athleten und Patienten mit hohem Anspruch sollte die operative Therapie bevorzugt erwogen werden (Merrell und Slade 2011; Kang et al. 2007). Das Zeigefingergrundgelenk kann über eine mediolaterale Inzision für das radiale Seitenband, die Grundgelenke der übrigen Finger können über einen geschwungenen dorsalen Zugang evaluiert werden (Lourie et al. 2006). Nach Darstellung der Streckaponeurose wird das sagittale Band längs inzidiert, um eine adäquate

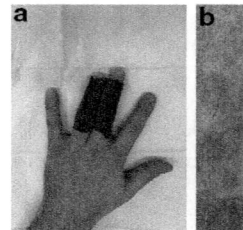
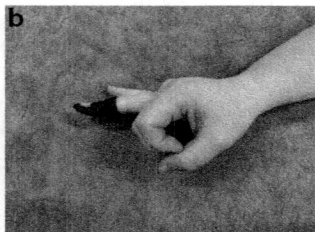
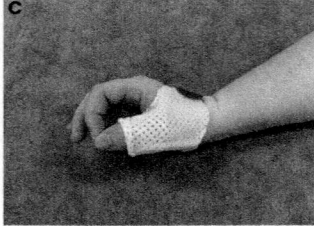

Abb. 5.7 Fingerflinte für Mittel- und Ringfinger (a), Stack Schiene für das Ringfingerendgelenk (b), Daumengrundgelenkorthese (c). (Mit freundlicher Genehmigung von PD Dr. C. K. Spies)

5.2 Läsionen des Fingergrundgelenks

Übersicht über die Kapsel-Band-Strukturen zu erhalten. Anker-, transossäre- oder direkte Nähte können entsprechend der Rupturmorphologie empfohlen werden. Die Rekonstruktion des Kollateralbands sollte möglichst in 45° Grundgelenkbeugung durchgeführt werden. Allerdings müssen die viskoelastischen Eigenschaften des genähten Bands bedacht werden, sodass postoperativ oftmals eine gewisse Elongation der Rekonstruktion beobachtet werden kann. Somit kann die Rekonstruktion in Neutralstellung des Grundgelenks sinnvoller sein (Lourie et al. 2006). Eine Ruhigstellung sollte für fünf bis sechs Wochen erfolgen (Kang et al. 2007). Dislozierte knöcherne, ansatznahe Bandausrisse sollten entsprechend reponiert und fixiert werden. Übungsstabile Refixationen sollten dann sofort frühfunktionell in der Fingerflinte für sechs Wochen behandelt werden (Abb. 5.7 & 5.8).

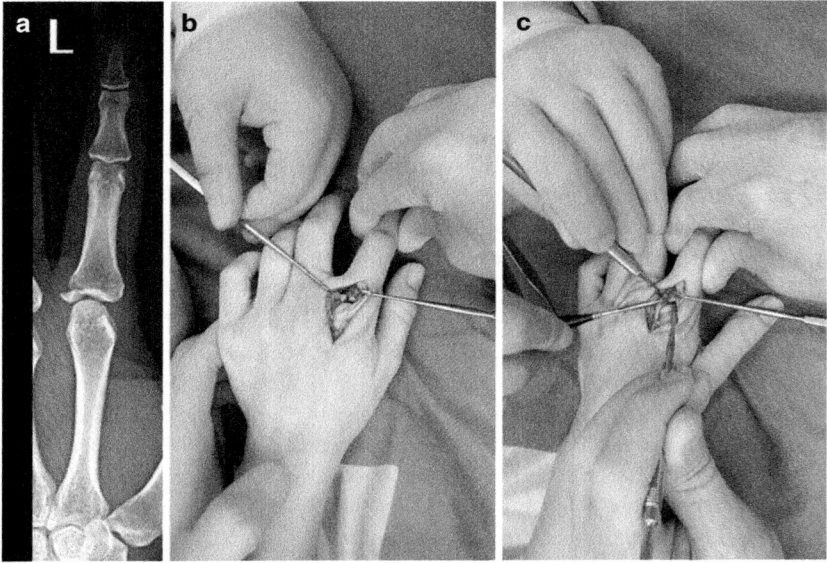

Abb. 5.8 Nativ-radiologische Bildgebung im dorsal-palmaren (a) Strahlengang: knöcherner Ausriss des ulnaren Seitenbands an der Basis des Zeigefingergrundglieds, intraoperativer Situs nach Arthrotomie (b) und Verschraubung des Fragments mit einer selbstbohrenden und selbstschneidenden 1,2 mm durchmessenden Schraube (c). (Mit freundlicher Genehmigung von PD Dr. C. K. Spies)

5.2.2 Chronische Kapsulo-ligamentäre Läsionen

Sollte das konservative Therapieregime nach drei Monaten nicht zielführend gewesen sein, sollte die operative Therapie erwogen werden (Merrell und Slade 2011; Kang et al. 2007). Je höher der Anspruch des Patienten, desto früher sollte die Indikation zur Operation gestellt werden (Kang et al. 2007). Indikator diesbezüglich sind persistierende Schmerzen mit Gelenkinstabilität, somit wäre auch die operative Versorgung von zweitgradigen Läsionen in diesem Zusammenhang zu empfehlen (Lourie et al. 2006). In Abhängigkeit des Verletzungsmusters können primäre Bandnähte möglich oder auch Rekonstruktionen mit einer Bandplastik nach Ausschluss degenerativer Veränderungen notwendig sein (Kang et al. 2007; Gaston und Lourie 2006). In diesem Kontext wird häufig die Sehne des M. palmaris longus als freies Transplantat zur anatomischen Rekonstruktion genutzt (Lourie et al. 2006). Die randständigen Finger erleiden zwar selten, aber im Vergleich zu Mittel- und Ringfinger vornehmlich eine dorsale Dislokation des Grundgelenks (Kaplan 1957; Merrell und Slade 2011). Eine Überstreckung ist in der Regel dafür verantwortlich. Sub- und Luxationen müssen differenziert werden. Subluxationen können in der Regel durch geschlossene Reposition behandelt werden. Im Gegensatz dazu interponiert bei Luxationen die oftmals proximal abgerissene, palmare Platte und verhindert eine geschlossene Reposition (Merrell und Slade 2011; Kaplan 1957). Der Zeigefinger bei Kindern und Adoleszenten ist in diesem Kontext am häufigsten betroffen (Cornwall 2006; Gilsanz et al. 1977). Die Überstreckung im Grundgelenk bei diskreter Beugung im Mittel- und Endgelenk ist in der Regel auffällig (Merrell und Slade 2011; Kaplan 1957). Demzufolge taucht der Mittelhandknochenkopf nach palmar ab und setzt die umgebende Haut unter Spannung. Dies verursacht ein pathognomonisches Erscheinungsmuster (Kaplan 1957). Dieses Muster wird als zuverlässiger Indikator für eine fixierte Luxation gesehen. Diesbezüglich kann eine geschlossene Reposition nicht empfohlen werden (Kaplan 1957). Als Repositionshindernis konnten das A1 Ringband, die Beugesehnen, die intrinsische Muskulatur und manchmal die Palmaraponeurose mit dem oberflächlichen queren Mittelhandband sowie den queren Aponeurosefaszikeln detektiert werden (Kaplan 1957). Durch das palmare Abtauchen des Mittelhandknochenkopfs werden diese Strukturen einzeln oder kombiniert über den Kopf verlagert, bilden eine Schlinge und fungieren während des Repositionsmanövers als Mädchenfänger für den Mittelhandknochenkopf. Durch die Verlagerung der tiefen Beugesehne strecken die Mm. lumbricales wider ihrer originären Funktion das Grundgelenk (Kaplan 1957). Auch die palmare Platte und das tiefe, queren Mittelhandband wurden als relevante Repositionshindernisse identifiziert (Bohart et al. 1982). Im

5.2 Läsionen des Fingergrundgelenks

Gegensatz zu Luxationen bewirken Subluxationen oftmals lediglich eine Überstreckung im Grundgelenk. Diese können in der Regel geschlossen reponiert werden (Kaplan 1957). Aber bei zu brüsker und falscher Technik kann eine fixierte Luxation verursacht werden. Demzufolge sollte zunächst das Handgelenk gebeugt werden, um die Beugesehnen zu entspannen. Der Repositionsvektor sollte an der Grundgliedbasis ansetzen und nach distal-palmar gerichtet sein. Damit schient der Mittelhandknochenknopf die Reposition (Merrell und Slade 2011). Im Fall von Luxationen ist in der Regel die offene Reposition zu empfehlen. Es kann longitudinal über dem Grundgelenk auf die Streckaponeurose zugegangen werden. Die Streckaponeurose kann mit einer Kapsulotomie median inzidiert werden. Die interponierte, palmare Platte kann longitudinal gespalten werden (Kaplan 1957). Die Beugung des Handgelenks entspannt die Beugesehnen, somit kann eine schonende Reposition des Grundgliedes durch Traktion und gleichzeitiger Beugung erfolgen. Durch den dorsalen Zugang ist die Darstellung der betroffenen Strukturen eindeutig möglich und die palmar liegenden Gefäß-Nerven-Bündel sollten dadurch deutlich weniger gefährdet sein. Zudem könne ein osteochondraler Defekt am Mittelhandknochenkopf dadurch wesentlich besser versorgt werden (Becton et al. 1975; Bohart et al. 1982). In seltenen Fällen müssen auch dorsal-palmare Zugänge erfolgen, um alle Hindernisse zu beseitigen (Kaplan 1957). Beispielsweise müssen die queren Faszikel der Palmaraponeurose von palmar durchtrennt werden, um den darin fixierten Mittelhandknochenkopf komplett zu befreien. Allerdings hat auch der alleinige palmare Zugang seine Vorzüge. Es können großzügig die relevanten, palmaren Strukturen dargestellt werden. Beachtet werden sollte allerdings diesbezüglich, dass das radiale Gefäß-Nerven-Bündel am Zeigefinger und analog am Kleinfinger das ulnare Gefäß-Nerven-Bündel durch die Dislokation sehr oberflächlich verlaufen können. Der Mittelhandknochenkopf kann durch die Inzision des A1-Ringbands mit Mobilisation der Beugesehnen dann in der Regel befreit werden (Merrell und Slade 2011). Chronische Luxationen erfordern manchmal einen dorsal-palmaren Zugang, um den kontrakten Kapsel-Band-Apparat zu lösen (Merrell und Slade 2011). Die Komplikationsrate ist bei chronischen Luxationen wesentlich höher. Es wurden beispielsweise posttraumatische Arthrosen oder aseptische Mittelhandknochenkopfnekrosen beschrieben (Gilsanz et al. 1977). Demzufolge ist es wichtig, Luxationen frühzeitig zu erkennen und entsprechend zu beheben. Wesentlich seltener sind palmare, fixierte Luxationen (Merrell und Slade 2011; Moneim 1983; Patel und Bassini 2000). Diese Gelenkluxationen können sehr leicht übersehen werden, da einerseits der Beugeapparat intakt bleiben kann und die Patienten in der Regel einwandfrei beugen können. Andererseits können Schwellungen die Luxation maskieren und in der seitlichen, röntgenologischen

Aufnahme kann durch Überprojektionen der benachbarten Gelenke eine Fehlstellung verschleiert werden (Patel und Bassini 2000). Die dorsale Gelenkkapsel kann auch in Kombination mit der palmaren Platte und vorhandenen Sesambeinen durch die Luxation interponieren (Patel und Bassini 2000; Moneim 1983). Zudem können vor allem am Zeige- bzw. Kleinfinger die Connexus intertendinei nach palmar unter den Mittelhandknochenkopf dislozieren und dadurch eine Fixierung verursachen (Patel und Bassini 2000). Es kann ein vorsichtiger, geschlossener Repositionsversuch initiiert werden, aber oftmals führt nur die offene Reposition zum Erfolg (Merrell und Slade 2011). In diesen Fällen wird ebenfalls ein dorsaler Zugang empfohlen (Patel und Bassini 2000). Rupturierte Seitenbänder können über das sagittale Band der Streckaponeurose schlagen und sollten dann entsprechend adaptiert und genäht werden (Patel und Bassini 2000).

5.3 Läsionen des Fingermittelgelenks

5.3.1 Akute Kapsulo-ligamentäre Läsionen

Das Fingermittelgelenk ist funktionell das wichtigste Gelenk der Funktionseinheit Finger, sodass die Wiederherstellung einer regelrechten und stabilen Artikulation angestrebt werden sollten, um eine frühzeitige Beweglichkeit im Gelenk wiederherzustellen (Bindra und Foster 2009; Spies und Unglaub 2014). Aufklappbarkeiten von über 20° in der Koronarebene deuten auf eine komplette Ruptur eines Kollateralbands hin (Kiefhaber et al. 1986). In der Regel kann eine frühfunktionelle Therapie initiiert werden (Freiberg et al. 2006). Die Fingerflinte für sechs bis acht Wochen ist eine probate Methode, da der Kapsel-Band-Apparat eine gute Heilungstendenz aufweist (Abb. 5.7) (Bindra und Foster 2009; Freiberg et al. 2006). Idealerweise sollte der dem verletzten Kollateralband benachbarte Finger zur Schienung herangezogen werden (Bindra und Foster 2009). Die operative Therapie kann bei Instabilitäten von über 20° für Patienten mit sehr hohem Anspruch empfohlen werden. Da Zeige- und Kleinfinger randständig angeordnet sind, ist die Belastung auf die Gelenke höher und Instabilitäten werden weniger toleriert (Bindra und Foster 2009). Demzufolge ist in diesen Fällen bevorzugt eine operative Therapie zu empfehlen. Auch knöcherne Kollateralbandausrisse mit Dislokation der Fragmente sollten zwingend operiert werden, da eine regelrechte Heilung nicht zu erwarten ist. Der Übergang zu Luxationen nach Distorsionen ist möglich. Vor allem die Luxationen nach dorsal werden oftmals durch ein Überstrecktrauma mit unterschiedlich ausgeprägter Kompression entlang der Fingerlängsachse verursacht (Bindra und Foster 2009). In der Mehrzahl der Fälle

5.3 Läsionen des Fingermittelgelenks

werden dorsale Luxationen beobachtet (Freiberg et al. 2006). Diese führen meistens zu einem Abreißen der palmaren Platte (Bindra und Foster 2009; Catalano et al. 2003; Freiberg et al. 2006). Sollte der knöcherne Abriss der palmaren Platte 30 % des Sagittaldurchmessers der Gelenkfläche der Mittelgliedbasis betragen, steigt die Wahrscheinlichkeit der Gelenkinstabilität (Pillukat et al. 2014). Um eine physiologische Artikulation zu ermöglichen, ist oftmals die Refixation der palmaren Platte zu empfehlen (Abb. 5.9).

Die Kollateralbänder werden in diesem Zusammenhang oftmals verschont. Überstreckluxationen mit noch partiellem Kontakt der Gelenkflächen (Typ 1 Luxation) und Bajonett-Fehlstellungen (Typ 2 Luxation) können oftmals geschlossen reponiert werden (Bindra und Foster 2009; Merrell und Slade 2011). Unter Traktion erfolgt ein nach palmar gerichteter Impuls als Repositionsmanöver. Das Manöver ist in Leitungsanästhesie möglich. Wird lediglich eine Traktion angewandt, steigt das Risiko einer Interposition der palmaren Platte in den Gelenkspalt (Merrell und Slade 2011). Dies ermöglicht eine fixierte Luxation der Gelenkpartner. Besteht nach Reposition eine stabile Artikulation über den gesamten Bewegungsumfang, kann eine frühfunktionelle Therapie mit einer Fingerflinte erfolgen (Bindra und Foster 2009). Die Freigabe des Fingers ist in der Regel nach acht Wochen möglich. Ist das Mittelgelenk auch ab 30° Beugung aus endgradiger Streckung (0°-Stellung) weiterhin in der Sagittalebene instabil, ist eine operative Intervention zu empfehlen (Merrell und Slade 2011). Da es sich demzufolge um ausgeprägte Instabilitäten, die nur in einer maximalen Beugestellung stabilisiert werden können, handelt, würde eine Ruhigstellung in endgradiger Beugung

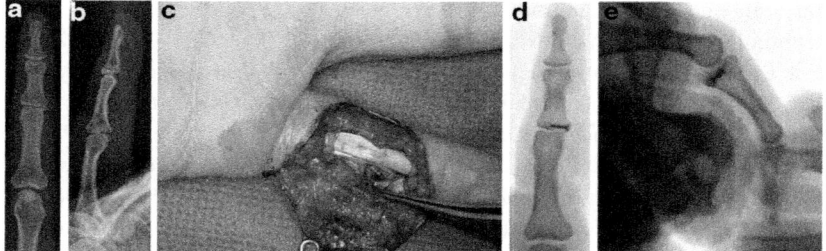

Abb. 5.9 Nativ-radiologische Bildgebung im dorsal-palmaren (a, d) und seitlichen (b, e) Strahlengang: knöcherner Ausriss der palmaren Platte an der Basis des Kleinfingermittelglieds (a, b), intraoperativer Situs nach Refixation des Ausriss mit einer 1,2 mm durchmessenden Schraube (c), Situs nach Refixation (d, e). (Mit freundlicher Genehmigung von PD Dr. C. K. Spies)

eine nicht tolerable Kontraktur des Kapsel-Band-Apparats verursachen (Spies und Unglaub 2014; Spies et al. 2014). Kann im Gegensatz dazu das Gelenk durch eine Beugung innerhalb der ersten 30° aus endgradiger Streckung (0°-Stellung) stabilisiert werden, kann dieses Gelenk frühfunktionell mit entsprechender Strecklimitierung behandelt werden (Bindra und Foster 2009). Diesbezüglich kann eine Extension-Block-Schiene angepasst werden, die dorsal an den Finger angelegt wird und ein entsprechende Strecklimitierung ermöglicht. Diese Beugestellung orientiert sich an der noch selbständig stabil zu haltenden Gelenkstellung, um eine aktive Beugung sofort zu ermöglichen (Spies und Unglaub 2014). Damit wird auch eine stufenweise Reduzierung der Strecklimitierung ermöglicht, die in der Regel wöchentlich erfolgt, sodass nach vier bis sechs Wochen eine komplette Streckung erreicht werden kann. Darüberhinaus sollten röntgenologische Kontrollen zur Therapieüberwachung erfolgen. Eine Fingerflinte ist danach vor allem bei sportlichen Aktivitäten über einige Wochen noch zu empfehlen. Vor allem bei sehr kurzen und kräftigen Fingern ist eine Extension-Block-Schiene oftmals nicht suffizient möglich, sodass ein perkutan, retrograd in den Grundgliedkopf eingebrachter Kirschner-Draht als Strecklimitation platziert werden kann. Der Draht sollte nach drei Wochen wieder entfernt werden (Bindra und Foster 2009). Vor allem bei Luxationsfrakturen (Typ 3 Luxation) kann oftmals nicht auf eine temporäre Gelenktransfixation für drei bis vier Wochen verzichtet werden. Aufgrund der zusätzlichen Knorpelschädigungen sind diese Maßnahmen allerdings sehr zurückhaltend durchzuführen. Danach kann für weitere zwei Wochen auf eine Extension-Block-Schiene gewechselt werden (Bindra und Foster 2009). Diese ermöglicht dann die sichere Beübung im stabilen Bewegungsumfang. Die Fingerflinte sollte dann im Anschluss während der Aufbelastung über einige Wochen bis zum freien Bewegungsumfang angelegt werden. Fixierte Luxationen sollten frühzeitig offen reponiert werden (Freiberg et al. 2006). Der palmare Zugang mit Bruner-Inzisionen ermöglicht in der Regel die Visualisierung der betroffenen Strukturen. Die interponierte palmare Platte kann mobilisiert und rupturierte Bänder können genäht werden. Eventuell kann durch eine kleine dorsale Kapselinzision die palmare Platte mit einem Instrument reponiert werden. Dies würde nach erfolgreicher Reposition den palmaren Zugang erübrigen (Merrell und Slade 2011). Refixationen der palmaren Platte sind dadurch allerdings nicht möglich. Eine sofortige frühfunktionelle Therapie mit Fingerflinte sollte sich anschließen (Abb. 5.7) (Freiberg et al. 2006).

Luxationen in der Koronarebene und palmare Luxationen sind wesentlich seltener (Abb. 5.10) (Freiberg et al. 2006).

Diese Luxationen können einerseits uni-direktional auftreten oder andererseits mit einer Rotationskomponente verknüpft sein. Durch die Dislokation entlang der

5.3 Läsionen des Fingermittelgelenks

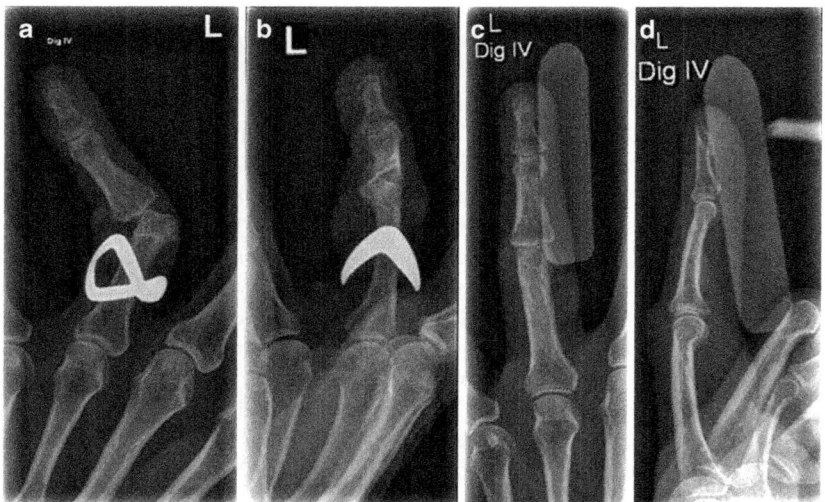

Abb. 5.10 Nativ-radiologische Bildgebung im dorsal-palmaren (a, c) und seitlichen Strahlengang (b, d): Luxation des Mittelfingermittelgelenks (a, b); physiologische Artikulation im Mittelfingermittelgelenk 8 Wochen nach geschlossener Reposition und frühfunktioneller Therapie mittels Fingerflinte mit einem residuellen Streckdefizit von 10° (c, d). (Mit freundlicher Genehmigung von PD Dr. C. K. Spies)

Längsachse können sich die Mittelphalanxkondylen in der Streckaponeurose verfangen und eine geschlossene Reposition verhindern (Merrell und Slade 2011). Bei einer uni-direktionalen Luxation nach palmar reißt sehr häufig der Mittelzügel der Streckaponeurose ab und kann somit interponieren. Palmar fixierte Luxationen müssen ebenfalls zeitnah offen reponiert werden. Besteht ein stabiles Gelenk über mindestens die ersten 30° aus endgradiger Streckung (0°-Stellung), können bei intaktem bzw. suffizienten Mittelzügel diese Luxationen frühfunktionell mit Fingerflinte behandelt werden. Knöcherne Ausrisse der palmaren Platte an der Basis der Mittelphalanx erfordern bei stabiler Artikulation keinen spezifischen Behandlungsalgorithmus. Allerdings können größere, dislozierte, knöcherne Ausrisse der Platte die Beugung einschränken, sodass bei sehr kleinen Fragmenten eine Entfernung zu empfehlen wäre. Um eine frühfunktionelle Therapie zu ermöglichen, sollten komplette Mittelzügelabrisse nach Luxationen operativ versorgt werden. Kann das Mittelgelenk nach Verletzungen der Streckaponeurose in

Zone 3 bzw. 4 nach Kleinert und Verdan aktiv in 0°-Stellung ohne Luxationstendenz aktiv gehalten werden, ist der Reservestreckapparat über die Verbindungen zum Seitenzügel intakt. Dies ist die Voraussetzung für eine frühfunktionelle Therapie nach dem Short-Arc-Motion (SAM) Regime. Drei thermoplastische Schienen sind dafür erforderlich. Zum einen eine Schiene in Streckstellung (0°-Stellung) für das Mittel- und Endgelenk, während das Grundgelenk frei bewegt werden soll. Für die aktive Beübung wird eine Schiene angelegt, die das Mittelgelenk in 30° und das Endgelenk in 20° Beugung limitiert. Währenddessen wird das Handgelenk um 30° gebeugt und das Grundgelenk befindet sich in Neutralstellung (0°-Stellung). Alternierend wird auf eine zweite Übungsschiene gewechselt, die das Mittelgelenk in Neutralstellung fixiert, während die freie aktive Beugung im Endgelenk bei intakten Seitenzügeln möglich ist. Es erfolgt nach zwei Wochen die Reduzierung der Beugelimitierung im Mittelgelenk auf 40° und nach drei Wochen auf 50°, bei sonst unveränderten Parametern. Stündlich sollten die Übungen in den Schienen 20-mal für insgesamt vier Wochen erfolgen. Für diese Zeit wird auch die Ruhigstellungsschiene belassen (Evans 1995; Kalb und Pommersberger 2008). Nicht geheilte Mittelzügel führen höchstwahrscheinlich zu einer palmaren Verlagerung der Seitenzügel aufgrund von Insuffizienzen der Lamina triangularis. Dies kann eine Knopflochdeformität verursachen (Bindra und Foster 2009). Sollte nach der Reposition weiterhin eine Gelenkinkongruenz bestehen, ist die operative Gelenkrevision zu empfehlen. Dies kann über einen dorsalen Zugang auf der Ebene der Schädigung durchgeführt werden. Die interponierten Strukturen werden reponiert und Rupturen entsprechend genäht. In gewissen Fällen ist auch bei palmaren Luxationen mit Rotationsfehlstellung der Mittelphalanx ein geschlossener Repositionsversuch möglich. Das Mittelgelenk sollte dann gebeugt und Traktion auf dieses Gelenk ausgeübt werden (Merrell und Slade 2011). Besteht dann ein Streckdefizit sollte sich die operative Behandlung anschließen. Die rekonstruierte Streckaponeurose über dem Mittelgelenk (Zone 3 nach Kleinert und Verdan) kann dann suffizient gemäß dem Nachbehandlungsregime nach Evans beübt werden (Kleinert und Verdan 1983; Kalb und Prommersberger 2008).

Luxationen in der Koronarebene bedingen auf der aufgeklappten Gelenkseite auf jeden Fall eine vollständige Ruptur des Seitenbands. Es kann nach Reposition eine frühfunktionelle Therapie mit einer Fingerflinte versucht werden. Aber vor allem bei Patienten mit hohem Anspruch an die Gelenkstabilität ist die operative Versorgung der verletzten Strukturen zu empfehlen (Abb. 5.11).

Mit steigendem Kraftvektor entlang der Längsachse des Fingers, steigt die Wahrscheinlichkeit eines Abrisses der knöchernen Lippe der palmaren Platte an der Mittelgliedbasis bzw. eine knöcherne Impaktion der Basis (Merrell und

5.3 Läsionen des Fingermittelgelenks

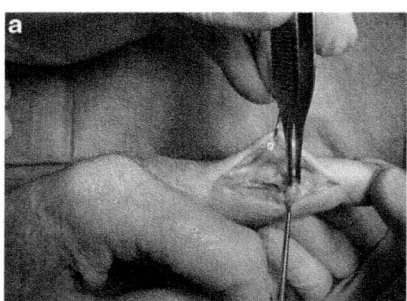
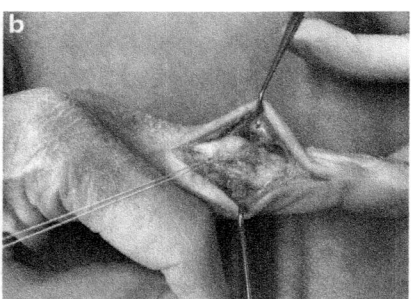

Abb. 5.11 Kompletter, ansatznaher Abriss des radialen Seitenbands am Mittelfingermittelgelenk (a); Naht des Seitenbands mit nicht resorbierbarem Nahtmaterial (b). (Mit freundlicher Genehmigung von PD Dr. C. K. Spies)

Slade 2011; Bindra und Foster 2009; Freiberg et al. 2006). Ab einer Gelenkflächenbeteiligung von 30 % des Sagittaldurchmessers kann in der Regel eine Gelenkinstabilität auftreten (Pillukat et al. 2014). Diese Verletzungen sind sehr schwerwiegend und münden unbehandelt in eine posttraumatische Arthrose. Schmerzen und Bewegungseinschränkung mindern im Verlauf die Funktion der Extremität signifikant. Die operative Versorgung ist in diesen Fällen indiziert. Aufgrund der Trümmerzone ist eine Osteosynthese meistens technisch nicht möglich, sodass das Gelenk rekonstruiert werden muss. Dafür bietet sich die Rekonstruktion mit einem Hemi-Hamatum an (Unglaub und Spies 2016). Über einen sogenannten „shot gun" Zugang von palmar wird zuerst der Beugesehnenschlauch zwischen den A2 und A4 Ringbändern eröffnet und die Beugesehnen seitlich mobilisiert (Abb. 5.12). Die palmare Gelenkkapsel ist meistens zerrissen, sodass nun die sorgfältige Darstellung der Trümmerzone erfolgt.

Im Anschluss kann die Trümmerzone sorgfältig unter Schonung des Kapsel-Band-Apparats reseziert werden. Da die Gelenkkrümmung der Mittelgliedbasis durch die Gelenkfläche des Hakenbeins im CMC 4 et 5-Gelenk sehr gut imitiert wird, kann ein Teil der Gelenkfläche aus diesem Gelenk entnommen werden. Dieses osteochondrale Transplantat wird zurecht getrimmt und dann in den Defekt eingesetzt und fixiert. Da die Knorpeldicken von Mittelgliedbasis und Transplantat unterschiedlich sind, wird die Einpassung unter visueller Kontrolle der Gelenkflächen vorgenommen. Danach erfolgt die Refixation der Seitenbänder und der palmaren Platte (Abb. 5.12). Nach einer Ruhigstellung von zwei Wochen in 20° Beugestellung im Mittelgelenk erfolgt die Beübung in der Fingerflinte für

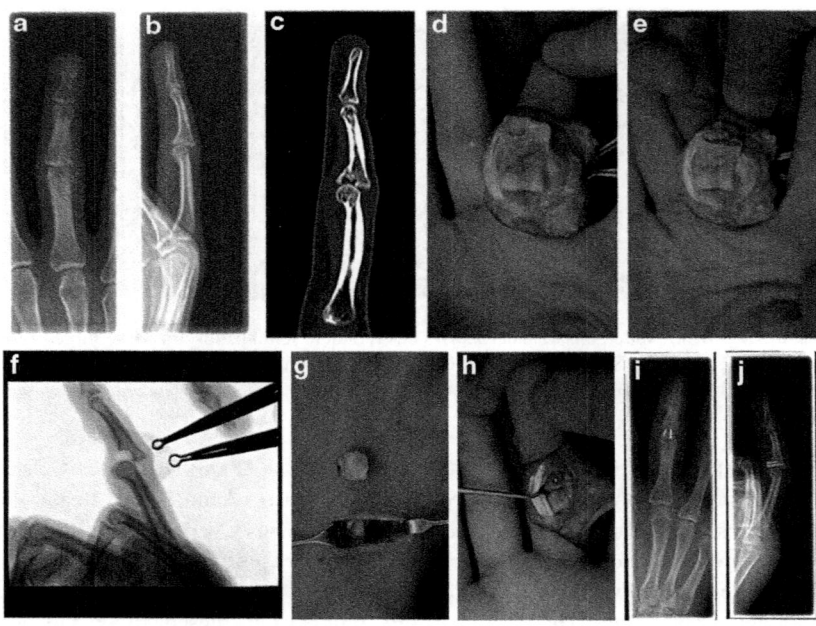

Abb. 5.12 Nativ-radiologische Bildgebung in dorsal-palmaren (a, i) und seitlichen (b, j) Strahlengang, sagittale CT Bildgebung (c): knöcherner Ausriss und Zertrümmerung der palmaren Gelenkfläche der Ringfingermittelgliedbasis mit Subluxation (a, b, c); intraoperativer Situs über den „shot gun" Zugang (d) und nach Resektion der Trümmerzone (e); seitliche Durchleuchtung nach Resektion der Trümmerzone (f); gehobenes Hemi-Hamatum (g); intraoperativer Situs nach Implantation des Hemi-Hamatum zur Gelenkrekonstruktion mit Fixation durch zwei 1,2 mm durchmessende Schrauben (h); nativ-radiologische Bildgebung nach Implantation des Hemi-Hamatum (i, j). (Mit freundlicher Genehmigung von PD Dr. C. K. Spies)

weitere sechs Wochen. Danach kann stufenweise die Belastung gesteigert werden. Die Freigabe erfolgt erst nach drei Monaten (Unglaub und Spies 2016).

5.3.2 Chronische Kapsulo-ligamentäre Läsionen

Überstreckluxationen mit noch partiellem Kontakt der Gelenkflächen münden teilweise in eine Schwanenhalsdeformität. Somit sollte die gesunde Gegenseite

5.3 Läsionen des Fingermittelgelenks

überprüft werden, um eine generelle Bandlaxizität auszuschließen. Diesbezüglich sollte zwischen einer insuffizienten, palmaren Platte und einem intrinsischen Ungleichgewicht der Streckaponeurose unterschieden werden. Kann eine Endgelenkstreckung aktiv durchgeführt werden, während das Mittelgelenks in Neutralstellung stabilisiert wird, weist dies auf eine insuffiziente, palmare Platte hin. Im Umkehrschluss besteht in der Regel ein intrinsisches Ungleichgewicht, wenn die aktive Endgelenkstreckung trotz Mittelgelenk Stabilisierung nicht erfolgt (Merrell und Slade 2011). Insuffizienzen der palmare Platte können manchmal gerafft oder sekundär rekonstruiert werden. Eine Tenodese nutzt die Seitenzügel der Streckaponeurose. Die Koppelung der Zügel erfolgt dann an das A2Ringband. Dadurch werden diese Zügel palmarisiert, um durch die resultierende Zugspannung die Überstreckung im Mittelgelenk zu korrigieren. Die Einstellung der Tenodese erfolgt in 20° Beugung des Mittelgelenks. In den ersten drei Wochen sollte eine Strecklimitierung von 20° bei sonst freier Beugung eingehalten werden. Danach wird die Strecklimitierung auf 5° für weitere drei Wochen reduziert. Nach acht Wochen kann die Aufbelastung forciert werden (Merrell und Slade 2011). Besteht lediglich eine insuffiziente, palmare Platte ohne intrinsisches Ungleichgewicht kann auch ein Zügel der oberflächlichen Beugesehne genutzt werden (Catalano et al. 2003). In der Regel wird der ulnare Zügel über einen palmaren Zugang zwischen A1- und A2-Ringband aufgesucht und durchtrennt. Die Mobilisation des Sehnenzügels erfolgt bis zum Ansatz am Mittelglied. Der Zügel wird dorsal der tiefen Beugesehne nach radial geführt und dann durch einen vorgebohrten Tunnel durch die Metaphyse der Grundphalanx gezogen. Die Fixation kann am Periost oder durch Ankernähte in 10° Beugestellung des Mittelgelenks erfolgen. Auch die Naht am ipsilateralen A2 Ringband oder transossär am Grundglied (sog. Littler-I-Tenodese) ist möglich. Die Ruhigstellung erfolgt in einem Fingerflinten-Gips für 2 Wochen. Danach besteht eine Strecklimitierung von 10° während der aktiven Beübung für die nächsten Wochen. Ab der fünften postoperativen Woche kann das Mittelgelenk endgradig gestreckt werden. Bis mindestens zur achten Woche sollte eine Orthese angelegt werden und Freigabe wäre erst nach drei Monaten zu empfehlen (Catalano et al. 2003).

Die Littler-II-Tenodese wird genutzt, um nicht nur die Fehlstellung im Mittel-, sondern auch am Endgelenk zu korrigieren (Borisch und Haussmann 2011). Ein Seitenzügelstreifen wird proximal am Muskel-Sehnen-Übergang abgesetzt. Das ipsilaterale Cleland-Band wird geschont. Der distal gestielte Seitenzügelstreifen wird dann nach palmar unter das Cleland-Band mobilisiert und mit dem A2 Ringband in 30° Beugestellung im Mittelgelenk bei Endgelenk Streckstellung fixiert. Im Anschluss kann die frühfunktionelle Therapie mit einer Strecklimitierung von 30° im Fingermittelgelenk für vier Wochen erfolgen.

5.4 Läsionen des Fingerendgelenks

5.4.1 Akute Kapsulo-ligamentäre Läsionen

Analog zum Daumenendgelenk sind Dislokationen des Fingerendgelenks aufgrund der stabileren Gelenkgeometrie durch kürzere Hebelarme und die lokal ansetzenden Beuge- und Strecksehnen sehr selten (Merrell und Slade 2011). Oftmals werden Luxationen nach dorsal bzw. lateral beobachtet. Die geschlossene Reposition kann in der Regel versucht werden. Dieses Manöver kann in einem Leitungsblock unter Traktion und Manipulation der Endgliedbasis durchgeführt werden. Sollte nach der Reposition eine Instabilität bestehen, wäre die Ruhigstellung in der Stack Schiene für zwei bis drei Wochen zu empfehlen (Abb. 5.7). Bei fixierten Luxationen oder verbleibenden Gelenkinkongruenzen sollte eine offene Reposition bzw. Exploration erfolgen (Merrell und Slade 2011). Die palmare Platte ist in diesem Zusammenhang häufig eingeschlagen (Palmer und Linscheid 1977). Manchmal sind auch die Mittelgliedkopfkondylen mit der tiefen Beugesehne verhakt (Ghobadi und Anapolle 1994). Der palmare Zugang mit Bruner-Inzision hat sich bewährt. Aber auch der dorsale Zugang kann die Reposition interponierter Strukturen mit einem entsprechenden Instrumentarium ermöglichen, um die palmare Exploration zu vermeiden (Merrell und Slade 2011). Spontane Repositionen palmarer Luxationen sind möglich (Merrell und Slade 2011). Die offenen Luxationen sind aufgrund des dünnen Weichteilmantels ebenfalls nicht unwahrscheinlich. In diesen Fällen schließt sich die operative Revision an.

5.4.2 Chronische Kapsulo-ligamentäre Läsionen

Für chronische Instabilitäten und nicht rekonstruierbare Bandrupturen hat sich die Endgelenkarthrodese in individueller Funktionsstellung bewährt (Abb. 5.13).

5.4 Läsionen des Fingerendgelenks

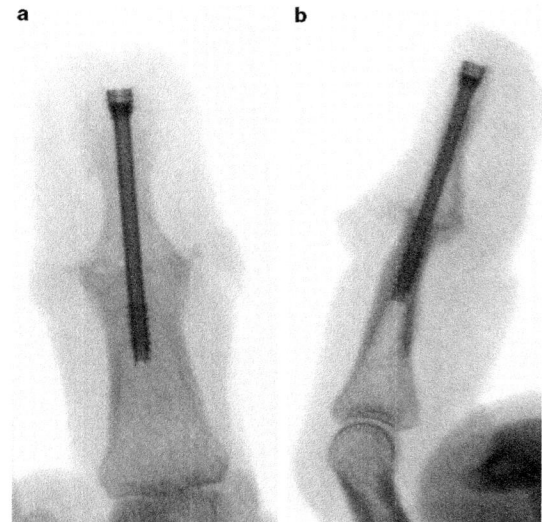

Abb. 5.13 Intraoperative Bildgebung im dorsal-palmaren (a) und seitlichen Strahlengang (b): Versteifung des Fingerendgelenks mit einer Doppelgewindeschraube. (Mit freundlicher Genehmigung von PD Dr. C. K. Spies)

Synopsis 6

Abb. 6.1 Behandlungsalgorithmus für akute Verletzungen der Seitenbänder an den Fingergrund- und -mittelgelenken (Spies et al. 2018).

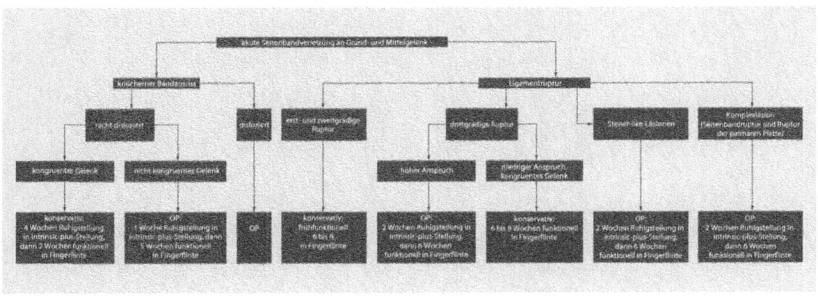

Abb. 6.1 Algorithmus zur Behandlung akuter Seitenbanderverletzungen an den Fingergrund- und -mittelgelenken. *OP* Operation

# Was Sie aus diesem *essential* mitnehmen können

- eine Übersicht über den anatomischen Aufbau der Daumen- und Fingergelenke
- Distorsionen und Luxationen der Daumen- und Fingergelenke sind aufgrund der exponierten Lage häufige Läsionen des Handwerkers oder des Sportlers
- die klinische Untersuchung ist der zentrale Pfeiler der Diagnostik und die röntgenologische Bildgebung ist unverzichtbar um knöcherne Verletzungen nach zuweisen
- eine Übersicht über die häufigsten Verletzungsmuster und deren Therapie differenziert nach akuten und chronischen Läsionen

Literatur

Becton JL, Christian JD, Goodwin HN, Jackson JG (1975) A simplified technique for treating the complex dislocation of the index metacarpophalangeal joint. J Bone Joint Surg Am 57(5): 698–700

Bindra RR, Foster BJ (2009) Management of proximal interphalangeal joint dislocations in athletes. Hand Clin 25(3): 423–435

Blazar PE, Steinberg DR (2000) Fractures of the proximal interphalangeal joint. J Am Acad Orthop Surg 8(6): 383–390

Bohart PG, Gelberman RH, Vandell RF, Salamon PB (1982) Complex dislocations of the metacarpophalangeal joint. Clin Orthop Relat Res 164: 208–210

Borisch N, Haussmann P (2011) Die Littler-Tenodese zur Behandlung der rheumatischen Schwanenhalsdeformität. Oper Orthop Traumatol 23(3): 232–240

Capo JT, Hastings H 2nd, Choung E, Kinchelow T, Rossy W, Steinberg B (2008) Hemicondylar hamate replacement arthroplasty for proximal interphalangeal joint fracture dislocations: an assessment of graft suitability. J Hand Surg Am 33(5): 733–739

Catalano LW, Cardon L, Patenaude N, Barron OA, Glickel SZ (2006) Results of surgical treatment of acute and chronic grade III tears of the radial collateral ligament of the thumb metacarpophalangeal joint. J Hand Surg Am 31(1): 68–75

Coyle MP (2003) Grade III radial collateral ligament injuries of the thumb metacarpophalangeal joint: treatment by soft tissue advancement and bony reattachment. J Hand Surg Am 28(1): 14–20

Cornwall R (2006) Finger metacarpal fractures and dislocations in children. Hand Clin 22(1): 1–10

Das Gupta K, Hornung RW, Back C, Germann G (1996) Funktionelle Ergebnisse nach operativer Versorgung von Verletzungen der Fibrocartilago palmaris. Handchir Mikrochir Plast Chir 28(5): 249–253

Durham JW, Khuri S, Kim MH (1993) Acute and late radial collateral ligament injuries of the thumb metacarpophalangeal joint. J Hand Surg Am 18(2): 232–237

Eaton RG, Floyd WE (1988) Thumb metacarpophalangeal capsulodesis: an adjunct procedure to basal joint arthroplasty for collapse deformity of the first ray. J Hand Surg Am 13(3): 449–453

Freiberg A, Pollard BA, Macdonald MR, Duncan MJ (2006) Management of proximal interphalangeal joint injuries. Hand Clin 22(3): 235–242

Frueh FS, Calcagni M, Lindenblatt N (2015) The hemi-hamate autograft arthroplasty in proximal interphalangeal joint reconstruction: a systematic review. J Hand Surg Eur 40(1):24–32

Fusetti C, Meyer H, Borisch N, Della Santa DR, Papaloizos MY (2001) Bone-tendon ligamentoplasty for chronic ulnar instability of the thumb metacarpophalangeal joint: an anatomic reconstruction of the ulnar collateral ligament. Tech Hand Up Extrem Surg 5(1): 8–13

Gad P (1967) The anatomy of the volar part of the capsules of the finger joints. J Bone Joint Surg Br 49(2): 362–367

Gaston RG, Lourie GM (2006) Radial collateral ligament injury of the index metacarpophalangeal joint: an underreported but important injury. J Hand Surg Am 31(8): 1355–1361

Gilsanz V, Cleveland RH, Wilkinson RH (1977) Aseptic necrosis: a complication of dislocation of the metacarpophalangeal joint. AJR Am J Roentgenol 129(4): 737–738

Ghobadi F, Anapolle DM (1994) Irreducible distal interphalangeal joint dislocation of the finger: a new cause. J Hand Surg Am 19(2): 196–198

Glickel SZ (2002) Thumb metacarpophalangeal joint ulnar collateral ligament reconstruction using a tendon graft. Tech Hand Up Extrem Surg 6(3): 133–139

Harley BJ, Werner FW, Green JK (2004) A biomechanical modeling of injury, repair, and rehabilitation of ulnar collateral ligament injuries of the thumb. J Hand Surg Am 29(5): 915–920

Hintringer W, Leixnering M (1991) Knöcherne oder ligamentäre Verletzungen am Mittelgelenk und ihre Behandlung. Handchir Mikrochir Plast Chir 23(2): 59–66

Horch RE, Dragu A, Polykandriotis E, Kneser U (2006) Radial collateral ligament repair of the thumb metacarpophalangeal joint using the abductor pollicis brevis tendon. Plast Reconstr Surg 117(2): 491–496

Hughes LA, Freiberg A (1993) Irreducible MP joint dislocation due to entrapment of FPL. J Hand Surg Br 18(6): 708–709

Johnson JW, Culp RW (2009) Acute ulnar collateral ligament injury in the athlete. Hand Clin 25(3): 437–442

Kang L, Rosen A, Potter HG, Weiland AJ (2007) Rupture of the radial collateral ligament of the index metacarpophalangeal joint: diagnosis and surgical treatment. J Hand Surg Am 32(6): 789–794

Kato N, Nemoto K, Nakajima H, Motosuneya T, Fujikawa K (2003) Primary repair of the collateral ligament of the proximal interphalangeal joint using a suture anchor. Scand J Plast Reconstr Surg Hand Surg 37(2): 117–120

Kessler I (1979) A simplified technique to correct hyperextension deformity of the metacarpophalangeal joint of the thumb. J Bone Joint Surg Am 61(6A): 903–905

Kiefhaber TR, Stern PJ (1998) Fracture dislocations of the proximal interphalangeal joint. J Hand Surg Am 23(3): 368–380

Kiefhaber TR, Stern PJ, Grood ES (1986) Lateral stability of the proximal interphalangeal joint. J Hand Surg Am 11(5): 661–669

Kleinert HE, Verdan C (1983) Report of the Committee on Tendon Injuries (International Federation of Societies for Surgery of the Hand). J Hand Surg Am 8(5 PT 2): 794–798

Kozin SH (2006) Fractures and dislocations along the pediatric thumb ray. Hand Clin 22(1): 19–29

Lee AT, Carlson MG (2012) Thumb metacarpophalangeal joint collateral ligament injury management. Hand Clin 28(3): 361–370

Lourie GM, Gaston RG, Freeland AE (2006) Collateral ligament injuries of the metacarpophalangeal joints of the fingers. Hand Clin 22(3): 357–364

Merrell G, Slade JF (2011) Dislocations and ligament injuries in the digits. In: Wolfe SW, Hotchkiss RN Pederson WC, Kozin SH, eds. Green's Operative Hand Surgery. London: Churchill Livingston; 291–332

Miyake J, Masatomi T, Murase T, Takahi K, Moritomo H, Yoshikawa H (2012) Corrective osteotomy and ligament repair for longstanding radial collateral ligament tear of the proximal interphalangeal joint: case series. J Hand Surg Am 37(3): 440–445

Moneim MS (1983) Volar dislocation of the metacarpophalangeal joint. Pathologic anatomy and report of two cases. Clin Orthop Relat Res 176: 186–189

Neviaser RJ, Wilson JN, Lievano A (1971) Rupture of the ulnar collateral ligament of the thumb (gamekeeper's thumb). Correction by dynamic repair. J Bone Joint Surg Am 53(7): 1357–1364

Orthner E, Kwasny W, Schabus R (1987) Ergebnisse nach konservativer Behandlung von Verletzungen des palmaren Kapselband-Apparates der Mittelgelenke der Langfinger. Handchir Mikrochir Plast Chir 19(5): 263–268

Palmer AK, Linscheid RL (1977) Irreducible dorsal dislocation of the distal interphalangeal joint of the finger. J Hand Surg Am 2(5): 406–408

Patel MR, Bassini L (2000) Irreducible palmar metacarpophalangeal joint dislocation due to junctura tendinum interposition: a case report and review of the literature. J Hand Surg Am 25(1): 166–172

Pechlaner S, Sailer R (1990) Bandersatzplastik bei palmarer Instabilität des Daumengrundgelenks. Oper Orthop Traumatol 2(4): 256–262

Pillukat T, Mühldorfer-Fodor M, Schädel-Höpfner M, Windolf J, Prommersberger KJ (2014) Verletzungen der Mittelgelenke. Unfallchirurg 117(4): 315–326

Rudolf KD (2008) Operationsindikation bei Verletzungen der palmaren Platte des Mittelgelenks. Orthopädie 37(12): 1187–1193

Schmidt H-M, Lanz U (2003) Chirurgische Anatomie der Hand. Thieme

Slattery PG (1990) The dorsal plate of the proximal interphalangeal joint. J Hand Surg Br 15(1): 68–73

Smith RJ (1977) Post-traumatic instability of the metacarpophalangeal joint of the thumb. J Bone Joint Surg Am 59(1): 14–21

Spies CK, Hahn P, Cakmak F, Unglaub F (2014) Bandverletzungen der Fingermittelgelenke. Handchirurgie Scan 3(3): 241–256

Spies CK, Langer M, Müller LP, Oppermann J, Löw S, Unglaub F (2018) Ligamentäre Verletzungen und Bandinstabilitäten der Fingergelenke. Orthopädie 47(2): 175–188

Spies CK, Unglaub F (2014) Akute und chronische ligamentäre Verletzungen der Fingergelenke und des Daumens (Distorsionen und Luxationen). In: Sauerbier M, Eisenschenk A, Krimmer H, Parteke B-D, Schaller H-E, eds. Handchirurgie; Elsevier Verlag, 2014

Stener B (1962) Displacement of the ruptured ulnar collateral ligament of the metacarpophalangeal joint of the thumb. J Bone Joint Surg Br 44(4): 869–879

Tajima K, Sasaki T, Yamanaka K (2005) Vertical locking of the metacarpophalangeal joint of the thumb. Hand Surg 10(2–3): 279–284

Tamai K, Ryu J, An KN, Linscheid RL, Cooney WP, Chao EY (1988) Three-dimensional geometric analysis of the metacarpophalangeal joint. J Hand Surg Am 13(4): 521–529

Unglaub F, Spies CK (2016) Rekonstruktion der palmaren Fingermittelgliedbasis – Versorgung mit einem „Hemi-Hamatum"-Transplantat. Unfallchirurgie 119(2): 146–150

Zancolli E (1979) Structural and dynamic bases of hand surgery. Lippincott

Printed by Printforce, the Netherlands